Biochemie - Regulation, Blut, Krankheitserreger

Freya Harmjanz

Biochemie - Regulation, Blut, Krankheitserreger

1. Auflage

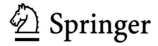 Springer

Freya Harmjanz
Mainz, Deutschland

ISBN 978-3-662-60267-6   ISBN 978-3-662-60268-3   (eBook)
https://doi.org/10.1007/978-3-662-60268-3

Die Deutsche Nationalbibliothek verzeichnet diese Publikation in der Deutschen Nationalbibliografie; detaillierte bibliografische Daten sind im Internet über http://dnb.d-nb.de abrufbar.

Zeichner: L42 AG, Berlin

Springer ist ein Imprint der eingetragenen Gesellschaft Springer-Verlag GmbH, DE und ist ein Teil von Springer Nature.
Die Anschrift der Gesellschaft ist: Heidelberger Platz 3, 14197 Berlin, Germany

Wie dieses Buch am besten zu lesen ist

Da die Biochemie die natürliche Symbiose der Biologie und Chemie ist, setzt dieses Buch einen Basiswissensschatz aus beiden Fächern voraus. Grundlagen, die für das Verständnis der Zusammenhänge wichtig sind, werden angesprochen, aber nicht in aller Ausführlichkeit beschrieben. Auch mathematisch werden die für das gesamte Medizinstudium nötigen Grundkenntnisse vorausgesetzt – aber keine Sorge, es kommt nicht allzu viel Mathe vor.

Viele Bereiche der Biochemie überschneiden sich jedoch auch mit der Physiologie. Hier eine klare Grenze zu ziehen, gestaltet sich schwierig, weswegen einige Themen mehr in die physiologische Tiefe gehen.

Bei größeren Stoffwechselvorgängen gibt eine Tabelle zu Beginn des jeweiligen Abschnitts eine Übersicht. Sie gliedert auf einen Blick Substrate, den Ort, das Ziel, die groben Reaktionsschritte und ggf. den Zeitraum und den Grund für die Reaktionen.

Wer-Wie-Was

Wer	
Wo	
Was	
Wie	
Wann	
Warum	

Wenn möglich, sind Reaktionsschritte in den Abbildungen mit Zahlen versehen, die sich im Text wiederfinden.

Denkstützen

… sollen die Grundlagen wieder ins Gedächtnis rufen oder eine interessante Verknüpfung herstellen, damit Themen besser verstanden bzw. behalten werden können.

Fallstricke

… weisen auf häufige Verwechslungen und Missverständnisse hin.

Biochemie und der Körper

In den ersten beiden Bänden wurde erklärt, wie eukaryote Zellen aufgebaut sind und als Individuum überleben. Der Mensch besteht aber nicht nur aus einer Art Zelle, sondern aus Geweben, die wiederum Organe zusammensetzen, die von extrazellulärer Matrix zum Gesamtsystem Mensch modelliert werden. Die Abgrenzung zur Außenwelt ist wichtig, um sich vor schädlichen Einflüssen und Eindringlingen zu schützen. Dazu müssen die Zellen jedoch kommunizieren können und Aufgaben sinnvoll untereinander verteilen. In diesem Band geht es darum, nicht die Zelle allein, sondern den Organismus in Gang zu setzen. Basierend auf dem hier vermittelten Grundwissen kann man die Medizin faktenbasiert darin vorantreiben, Krankheit zu verstehen und zu bekämpfen sowie Gesundheit zu erhalten. Pharmakologische Wirkungen lassen sich nachvollziehen und adaptieren, Ursachen von Krankheit können gezielt erforscht werden, vor allem die Onkologie und Immunologie profitieren davon.

Für die Infektiologie ist ein Grundverständnis der Prokaryoten und Viren unverzichtbar, damit eine geeignete Therapie gefunden werden kann. Außerdem sind ihre Strukturen durchaus hilfreich als Modellorganismen und in der Diagnostik und Therapie wieder anderer Erkrankungen.

Inhaltsverzeichnis

Über die Autorin

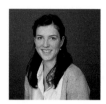

Freya Harmjanz
geboren 1992 in Berlin, studiert seit 2016 Humanmedizin an der Johannes Gutenberg Universität in Mainz. Zuvor leistete sie mehrere Volontariatsaufenthalte in Südafrika. Zudem absolvierte sie ihre Ausbildung zur Rettungsassistentin an der Johanniter Akademie Berlin und beim BRK, Kreis Miltenberg-Obernburg.

Von 2015-2016 arbeitete sie in der medizinischen Grundversorgung einer Flüchtlingserstaufnahmestelle.

Neben dem Studium arbeitet sie weiterhin im Rettungsdienst und als Dozentin für internistische Notfallversorgung (AMLS).

Ihr Interesse für Biochemie hat sich erst während ihres Studiums entwickelt und findet nun Ausdruck in dieser Buchreihe.

Abkürzungsverzeichnis

ABP	Androgen-bindendes Protein	CREB	cAMP response element binding protein
ACAT	Acetyl-CoA-Acetyltransferase		
ACE	Angiotensin-Converting-Enzyme	CRH	Corticotropin-Releasing-Hormon
ACP	Acyl-Carrier-Protein		
ACTH	adrenocorticotropes Hormon	CRISPR	Clustered regularly interspaced short palindromic repeats
ADH	antidiuretisches Hormon		
ALA	Aminolävulinsäure		
ALAT	Alanin-Aminotransferase	CRISPR-Cas9	CRISPR-associated protein 9
AMP	Adenosinmonophosphat		
ANP	atriales natriuretisches Peptid	CRP	C-reaktives Protein
Apaf-1	Apoptotic protease activating factor 1	CTP	Cytidintriphosphat
		CTR	Calcitoninrezeptor
APC	antigenpräsentierende Zelle	dATP	Desoxyadenosintriphosphat
APP	Akute-Phase-Protein		
ASAT	Aspartat-Aminotransferase	dCMT	Desoxycytidinmonophosphat
ATP	Adenosintriphosphat		
		DHEA	Dehydroepiandrosteron
Bad	Bcl-2 antagonist of cell death	DHF	Dihydrofolat
BCKDH	Branched chain ketoacid dehydrogenase kinase	DHT	Dihydrotestosteron
		DISC	Death-inducing signalling complex
Bid	BH3 interacting domain death agonist		
		DNP	Dinitrophenol
BNP	BTyp natriuretisches Peptid	dTMP	Desoxythymidinmonophosphat
cAMP	zyklisches Adenosinmonophosphat		
		E1	Östron
CaSR	Calcium-sensitiver Rezeptor	E2	Östradiol
CBG	Corticosteroid binding globulin	E3	Östriol
CdK	Cycline-dependent kinase	ECM	Extrazellulärmatrix
cGMP	zyklisches Guanosinmonophosphat	ECP	Eosinophil cationic protein
CGRP1	Calcitonin gene-related peptide 1	EDTA	Ethylendiamintetraessigsäure
CLIP	Corticotropin-like intermediate peptide		
		eEF	eukaryotischer Elongationsfaktor
CMP	Cytidinmonophosphat		
CNP	C-Typ natriuretisches Peptid	eIF	eukaryotischer Initiationsfaktor
CoA	Coenzym A		
COMT	Catechol-O-Methyltransferase	ELISA	Enzyme-Linked Immunosorbent Assay
COX	Cyclooxygenase		
CPS	Carbamoylphosphat-Synthetase	ENaC	Epithelial Na^+ channel
CPT	Carnitin-Palmitoyltransferase	EPO	Erythropoetin
CRBP	Cytosolic retinol binding protein	ER	endoplasmatisches Retikulum

eRF	eukaryotischer Terminationsfaktor	IGF	Insulin-like growth factor
		IL	Interleukin
FAD	Flavin-Adenin-Dinukleotid	IMP	Inosinmonophosphat
FADD	Fas-associated death domain containing protein	INR	International Normalized Ratio
FEN-1	Flap endonuclease 1	IRD	Inner-ring-Deiodase
FMN	Flavinmononukleotid	JAK	Janus-Kinase
FSH	follikelstimulierendes Hormon	LDL	Low density lipoprotein
		LH	luteinisierendes Hormon
G3PD	Glycerin-3-phosphat-Dehydrogenase	MAC	Membrane attack complex
GABA	Gamma-Aminobuttersäure	MAPK	Mitogen-activated protein kinase
GF	Growth Factor	MAO	Monoaminoxidase
GH	Growth Hormone	MASP	MBL-assoziierte Serinprotease
GHRH	Growth-Hormone-Releasing-Hormon	MBL	Mannose-bindendes Lektin
GLDH	Glutamat-Dehydrogenase	MBP	Major basic protein
GLP1/2	Glucagon-like peptide ½	MC2	Melanocortin 2
GLUT	Glucosetransporter	MHC	Major histocompatibility complex
GMP	Guanosinmonophosphat		
GnRH	Gonadotropin-Releasing Hormon	MSH	Melanozyten-stimulierendes Hormon
GOT	Glutamat-Oxalacetat-Transaminase	NAD	Nikotinamid-Adenin-Dinukleotid
GPT	Glutamat-Pyruvat-Transaminase	NADP	Nikotinamid-Adenin-Dinukleotid-Phosphat
GTP	Guanosintriphosphat	NES	Nuclear export sequences
H_2O_2	Wasserstoffperoxid	NFκB	Nuclear factor of Kappa light polypeptide gene enhancer in B-cells
hCG	humanes Choriongonadotropin		
HDL	High density lipoprotein	NK-Zelle	natürliche Killerzelle
HIF	Hypoxia-inducible factor	NLS	Nuclear localization sequence
HIV	humanes Immundefizienzvirus		
		OAT	Ornithin-Aminotransferase
HMG-CoA	Hydroxymethylglutaryl-Coenzym A	OMP	Orotidinmonophosphat
		ORD	Outer-ring-Deiodase
HPLC	High Performance Liquid Chromatography	ORI	Origin of replication
ICAD	Inhibitor der Caspase-aktivierten DNAse	PAF	plättchenaktivierender Faktor
IEF	isoelektrische Fokussierung	PALP	Pyridoxalphosphat
IFN	Interferon	PAMP	Pathogen-associated molecular pattern / Pyridoxaminphosphat
Ig	Immunglobulin		

PCR	Polymerasekettenreaktion		SRP	Signal recognition particle
PCSK9	Proproteinkonvertase Subtilisin/Kexin Typ 9		SSBP	Single-stranded binding protein
PDE	Phosphodiesterase		StAR-Protein	Steroidogenic acute regulatory protein
PDH	Pyruvat-Dehydrogenase			
PEP-CK	Phosphoenolpyruvat-Carboxykinase		STAT	Signal transducer and activator of transcription
PFK1	Phosphofructokinase		TAG	Triacylglycerid
PKU	Phenylketonurie		T_3	Triiodthyronin
POMC	Proopiomelanocortin		T_4	Thyroxin
PPAR	Peroxisome proliferator-activated receptor		TBG	Thyroxin-bindendes Globulin
PPR	Pattern recognition receptor		TCR	T-Zell-Rezeptor
PRL	Prolaktin		TGF	Transforming growth factor
PRPP	Phosphoribosylpyrophosphat		THF	Tetrahydrofolat
			TIM	Transporter of the inner membrane
PTH	Parathormon			
RAAS	Renin-Angiotensin-Aldosteron-System		TLR	Toll-like-Rezeptor
			TNF	Tumornekrosefaktor
RANKL	Receptor activator of NF-κB ligand		TOM	Transporter of the outer membrane
ROMK	Renal outer medullary K+ channel		TPO	Thyreoperoxidase
			TR	T_3-Rezeptor
RPA	Replication protein A		TRAK	TSH-Rezeptor-Autoantikörper
RXR	Retinoid X receptor			
			TRE	T_3 response element
SDS-PAGE	Sodiumdodecylsulfat-Polyacrylamid-Gelelektrophorese		TRH	Thyreotropin-Releasing-Hormon
SHBG	Sexualhormon-bindendes Globulin			
			TSH	Thyreotropin
SHMT	Serin-Hydroxymethyltransferase		UCP1	Uncoupling protein 1
Smac	Second mitochondria-derived activator of caspase		VLDL	Very low density lipoprotein
			UMP	Uridinmonophosphat
snRNP	small nuclear Ribonucleoprotein		UDP	Uridindiphosphat
			UTP	Uridintriphosphat
SOCS	Suppressor of cytokine signaling		XMP	Xanthosinmonophosphat
SRBP	Serum cytosolic retinol binding protein		vWF	von-Willebrand-Faktor

Signalwege

Inhaltsverzeichnis

© Springer-Verlag GmbH Deutschland, ein Teil von Springer Nature 2021
F. Harmjanz, *Biochemie - Regulation, Blut, Krankheitserreger*,
https://doi.org/10.1007/978-3-662-60268-3_1

1

Damit jede Zelle eines Gewebes und jedes Gewebe des menschlichen Organismus in Einklang mit den jeweils anderen ist, bedarf es der Kommunikation. Je nach Situation haben sich verschiedene Kommunikationsarten bewährt. Muss eine Information schnell von A nach B gelangen, so nutzt der Körper gerne Nerven, die über Synapsen komplexe Nachrichten durch das Zusammenspiel simpler Einzelsignale versenden können. Die synaptische Übertragung kann das elektrische Signal mit Neurotransmittern in ein chemisches umwandeln. Regulatorische Informationen werden durch Hormone über einen längeren Zeitraum vermittelt.

❯ Sie können kurze Strecken überwinden, dann spricht man von parakrinen, juxtakrinen oder autokrinen Wirkungen, oder weite Strecken, über endokrine, (endo-)neurokrine oder exokrine Wege (◘ Abb. 1.1).

Die Information an der Zielzelle muss wiederum in die Zelle eindringen. Den Prozess der Umwandlung von einem äußerlichen Signal zu einer zellinneren Reaktion erfolgt mittels Rezeptoren und wird Signaltransduktion genannt.

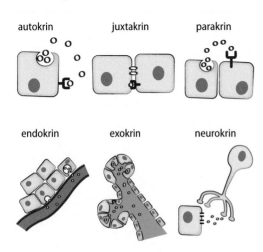

◘ **Abb. 1.1**   Wirkstrecken von Signalen

1.1   Rezeptoren

❯ Proteine, die Signalstoffe binden können und dadurch eine Signalkaskade auslösen, bezeichnet man als Rezeptoren.

Sie können in der Membran verankert oder in der Zelle selbst vorliegen. Intrazelluläre Rezeptoren benötigen lipophile Botenstoffe, damit diese ungehindert durch die Membran zu ihnen gelangen können.

1.1.1   Membranständige Rezeptoren

Wie der Name es schon beschreibt, liegen diese Rezeptoren gebunden an die Plasmalemm vor. Sie haben Anteile, die extrazellulär, und andere, die intrazellulär vorliegen, sind also **transmembranäre Proteine**.

❯ Meist bestehen sie aus einer Folge von α-Helices, die über Loops miteinander verbunden sind.

Die Anzahl und Formation der Sekundärstruktur ist i. d. R. spezifisch für das jeweilige Protein. Viele Rezeptoren können als Monomer kein Signal weiterleiten und müssen sich erst durch ein ausreichend starkes Signal zusammenlagern.

G-Protein-gekoppelte Rezeptoren

❯ G-Proteine binden das Energieäquivalent Guanosintriphosphat (GTP) bzw. sein Abbauprodukt Guanosindiphosphat (GDP).

Es gibt kleine und (große) heterotrimere G-Proteine. Die kleinen bestehen nur aus einer Untereinheit, sie sind Monomere. Bekannte Vertreter sind Rab, Ran, Ras und Rho.

❯ Die großen G-Proteine bestehen aus drei Untereinheiten, die unterschiedlich funktional sind.

So bindet die α-Untereinheit GTP und kann es katalytisch zu GDP und P_i spalten, während die β- und γ-Untereinheiten keine nennenswerte Funktion innehaben.

- Bei Bindung von GTP durch die α-Untereinheit aktiviert das G-Protein (1).
- Dadurch lösen sich die β- und γ-Untereinheiten gemeinschaftlich ab (2).
- Sowohl das Heterodimer als auch das GTP-gebundene Monomer können nachfolgend Signalkaskaden auslösen.
- Erst die Spaltung des GTP beendet die Aktivität der α-Untereinheit, die mit dem bis zur nächsten Aktivierung gebundenen GDP wieder mit den anderen Untereinheiten assoziiert.

Die große Anzahl an heterotrimeren G-Proteinen begründet sich in den unterschiedlichen Effektormolekülen bzw. Enzymen, die sie aktivieren.

❯ Die bekanntesten Mechanismen sind die von G_s (stimulierend), G_q (Ca^{2+}-Anstieg) und G_i (inhibitorisch).

Die gekoppelten Rezeptoren (GPCR) liegen transmembranär vor, sind hochkonserviert (alle sehr ähnlich, evolutionär gleichen Ursprungs) und haben i. d. R. sieben helikale Domänen.

- Ein passender Ligand ändert die Konformation des Rezeptors, sodass die Bindung von GTP statt GDP am intrazellulär anliegenden G-Protein begünstigt wird.
- Bei den stimulierenden G-Proteinen wird durch die aktivierte α-Untereinheit eine membranständige Adenylatcyclase aktiviert, die zyklisches Adenosinmonophosphat (cAMP) aus Adenosintriphosphat (ATP) bildet (3).

❯ Die Adenylatcyclase hat zwölf Transmembrandomänen, von denen zwei Schleifen abgehen, an denen sie aktiviert werden kann.

- Mittels cAMP kommt es zu einer Aktivierung der Proteinkinase A (PKA) (4), welche z. B. zu einem vermehrten Ca^{2+}-Einstrom führt. Allgemein wird der Zellstoffwechsel stimuliert, sogar auf Transkriptionsebene durch das **CREB** (cAMP response element binding protein). Beendet wird die Wirkung erst durch Hydrolyse des cAMP mit einer spezifischen Phosphodiesterase.
- Umgekehrt wird ebenjene Adenylatcyclase durch die aktivierte α-Untereinheit eines G_i-Proteins gehemmt (5) und es kommt zu einem Abfall der intrazellulären cAMP-Konzentration mit entsprechenden Folgen (◻ Abb. 1.2).

❯ Die G_q-Proteine wirken ganz besonders auf die Zelle ein. Ihre α-Untereinheit aktiviert die Phospholipase C, die Phosphoinositolbisphosphat (PIP2) zu Inositoltrisphosphat (IP3) und Diacylglycerin (DAG) aufspaltet.

DAG aktiviert die Proteinkinase C und IP3 stimuliert Ca^{2+}-Kanäle des endoplasmatischen Retikulums (ER). Dadurch werden sowohl intra- als auch extrazelluläre Ressourcen von Calcium freigesetzt, was beispielsweise zu einer Exozytose von Vesikeln oder Kontraktion von Muskelzellen führt.

Klassische Liganden von G-Protein-gekoppelten Rezeptoren sind Hormone und Neurotransmitter wie Adrenalin, Glucagon, Glutamat, Acetylcholin und viele weitere.

1.1.2 Rezeptor-Tyrosinkinasen

Wieder geht es um membranständige Rezeptoren, diesmal jedoch mit einer anderen Signaltransduktion.

❯ Zwei gebundene Liganden bzw. Liganden mit zwei Bindungsstellen führen zur Dimerisierung der Rezeptoren (1).

1

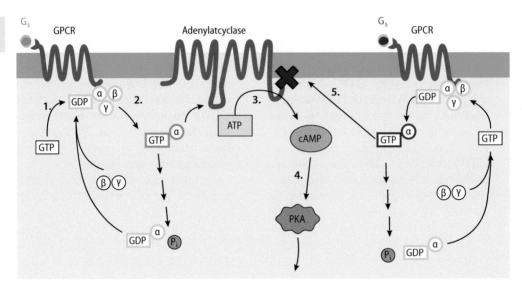

◻ Abb. 1.2 G-Protein-gekoppelte Rezeptoren und ihre intrazelluläre Signaltransduktion am Beispiel von G_s und G_i

— Dadurch kommt es intrazellulär zur **Autophosphorylierung** des Rezeptor-Dimers mittels der Tyrosinkinase des jeweils anderen Monomers (2).

— Folgend verstärkt die Tyrosinkinase ihre Aktivität und weitere Proteine mit sogenannten SH2- (src homology 2 domains) oder PTB-Domänen (Phosphotyrosine binding domains) werden phosphoryliert (3). SH2-Domänen erhielten ihren Namen von dem Protein, bei dem sie zuerst entdeckt wurden (c-src) und haben ebenfalls diverse Tyrosylreste.

— Die phosphorylierten Proteine lösen so eine zelluläre Antwort aus.

Bekannteste Vertreter sind Insulin, Growth Factors (GF) – epidermal, vaskulär endothelial, insulinähnlich, etc. – und ErbB2/Her2, dessen Signalkaskade für die Entstehung von Brustkrebs relevant ist.

Eine häufige Signalkaskade ist die des **MAPK** (Mitogen-activated protein kinase). Diese Familie der Serin-/Threonin-Kinasen kann auch durch G-Protein-gekoppelte Rezeptoren oder rezeptorassoziierte Kinasen

aktiviert werden. Allgemein wirkt der Signalweg proinflammatorisch oder wachstumsfördernd.

— Zuerst wird das kleine Ras-Protein über die SH2- oder PTB-Domänen aktiviert (4), sodass es selbst die MAP-Kinase-Kinase-Kinase (MAP3K) stimuliert (5).

— Diese setzt die MAP2K in Gang (6), welche zusätzlich eine Tyrosinkinaseaktivität innehat.

— Damit kann sie zuletzt die MAPK aktivieren (7), die dann Einfluss auf Transkriptionsfaktoren im Zellkern nimmt (8) (◻ Abb. 1.3).

Rezeptorassoziierte Kinasen

Rezeptoren, deren intrazelluläre Signalkaskade mit Kinasen fortgeleitet wird, die aber nicht fester Bestandteil des Rezeptors selbst sind, werden Rezeptoren mit assoziierten Kinasen genannt.

— Gängig sind wieder Tyrosinkinasen, unter denen die **Janus-Kinasen** (JAK) eine Sonderstellung einnehmen. Sie werden vornehmlich durch **Zytokine** stimuliert, was wieder zu einer Dimerisierung von zwei Rezeptoren führt (1).

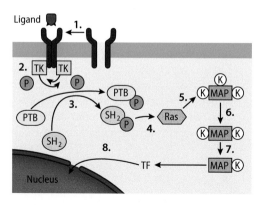

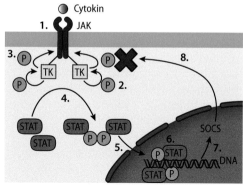

□ Abb. 1.3 Rezeptor-Tyrosinkinasen am Beispiel des MAPK-Signalwegs

□ Abb. 1.4 Rezeptorassoziierte Kinasen am Beispiel des JAK-STAT-Wegs

— Die JAKs phosphorylieren sich an ihren Tyrosylresten selbst (2) und danach wiederum die Rezeptoren (3).

— Dadurch werden weitere Signalproteine herangezogen, z. B. Transkriptionsfaktoren oder die in ▶ Abschn. 1.1.2 erwähnten src, vor allem STAT (Signal transducer and activator of transcription) (4).

— In phosphoryliertem Zustand wandern sie in den Zellkern (5) – STAT dimerisert zuvor – und beeinflussen direkt die Transkription der DNA (6).

— Sogenannte SOCS (Suppressors of cytokine signaling) können im Folgenden wieder im Zellkern aktiviert werden (7) und die weitere Signaltransduktion am membranständigen Rezeptor inhibieren (8) (□ Abb. 1.4).

Denkstütze

Der Name JAK mag zwar gut auf Janus-Kinase passen, kommt aber eigentlich von der ursprünglichen Bezeichnung „Just another kinase". Als man erkannte, welchen Stellenwert die Kinasen in Organismen haben, entschied man sich für den Eigennamen Janus, der sich auf den zweigesichtigen römischen Gott bezieht. Das soll verinnerlichen, dass auch bei diesen Kinasen immer eine Dimerisierung der Rezeptoren nötig ist.

1.1.3 Nukleäre Rezeptoren

❯ Die ligandenaktivierten Transkriptionsfaktoren werden aufgrund ihres Wirkortes und ihrer intrazellulären, meist intranukleären, Aktivierung als nukleäre Rezeptoren bezeichnet.

Mögen auch die meisten anderen Signalwege Transkriptionsfaktoren rekrutieren oder inhibieren, so interagieren die übergeordneten Liganden nicht direkt mit ihnen. Ligandenaktivierte Transkriptionsfaktoren können die unterschiedlichsten Formen und Zielsequenzen an der DNA haben, aber ein grundsätzlicher Aufbau ist ihnen allen gemein.

❯ Sie bestehen vom N- zum C-Terminus aus einer regulatorischen (variablen) Region, einer DNA-Bindungsdomäne, einer Kernlokalisationssequenz und einer Ligandenbindungsdomäne.

Welche Gestalt die DNA-Bindungsdomäne annehmen kann und wie die Bindung abläuft, wurde in Band Zelle, Abschn. 2.4.2.5 erläutert. Die hauptsächliche Bindungsstelle an der DNA befindet sich in Enhancer-Regionen, also noch weit vor der eigentlichen Transkriptionsstelle.

❯ Nukleäre Rezeptorliganden sind beispielsweise Steroidhormone, Schild-

1

drüsenhormone, Vitamin D_3 und Vitamin A.

Während Erstere intrazellulär vorliegen und ihre Kernlokalisationssequenz durch Hitzeschockproteine inhibiert wird bis passende Liganden binden, bleiben alle anderen an die DNA gebunden im Zellkern.

❯ Ein und dasselbe Hormon kann in verschiedenen Zellen unterschiedliche Bindungsstellen an der DNA angreifen und zu anderen Wirkungen führen.

Zwar befindet sich in jeder Zelle die gleiche DNA, jedoch kann die Bindung von Transkriptionsfaktoren durch die Lösung der Superspiralisation an zellspezifischen Regionen beeinflusst werden.

1.1.4 Guanylatcyclasen

Die Guanylatcyclasen fallen aus dem Raster und lassen sich weder den membranständigen noch den nukleären Rezeptoren zuordnen.

❯ Es gibt zwei Formen dieser Enzyme, die den gleichen Signalweg verfolgen: eine membranständige und eine lösliche (intrazelluläre).

❯ Die membranständigen Guanylatcyclasen haben nur eine Transmembrandomäne, die durch einen Liganden dimerisieren (1.1).

▬ Liganden für membranständige Guanylatcyclasen sind beispielsweise ANP (atriales natriuretisches Peptid) und BNP (Brain natriuretic peptide).

❯ Lösliche Guanylatcyclasen werden durch das gasförmige NO aktiviert (1.2), welches leicht jede Membran passieren kann.

▬ Danach kommt es bei beiden Formen zur Bildung von zyklischem Guanosinmonophosphat (cGMP) aus GTP (2). Dieses wirkt ähnlich stimulierend wie sein Strukturanalogon cAMP, hat aber andere Wirkorte und konkrete Wirkungen zur Folge. So führt ein Anstieg der cGMP-Konzentration in glatten Muskelzellen zur Relaxation, in Thrombozyten zur Inhibition der Aggregation und in Stäbchenzellen zur (Hell-)Dunkel-Wahrnehmung. Ein Unterschied in der Wirkung wird erzeugt, weil bei den ersten zwei Beispielen die Proteinkinasen und ihre Folgereaktionen zum Tragen kommen, bei Letzterem kommt es zu einem veränderten Ionenfluss über Kanäle.

▬ Die Wirkung wird ebenfalls durch die Spaltung mit einer Phosphodiesterase (PDE) beendet (4).

▬ GTP kann über GDP unter Verbrauch zweier ATP regeneriert werden (5) (◘ Abb. 1.5).

Bekannt geworden mit dem Wirkeffekt ist Pfizer mit Sildenafil (Viagra), das durch die Hemmung der PDE5 eine Dauerentspannung der glatten Muskulatur des Penis bzw. seiner Schwellkörper hervorruft. Die Folge ist eine lang anhaltende Erektion.

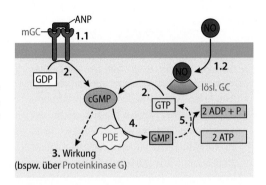

◘ **Abb. 1.5**   Guanylatcyclasen

1.1.5 Aktivierung und Inaktivierung von Rezeptoren

❯ Abgesehen von der Bindung des spezifischen Liganden können Signalwege direkt am Rezeptor auch über dessen Aktivierung oder Inaktivierung beeinflusst werden. Sinn dahinter ist, überschießende Signale limitieren zu können.

Wenn beispielsweise dauerhaft proinflammatorische Signale bei einer Zelle ankommen und der Rezeptor diese undifferenziert weiterleitet, so kommt es schließlich zu einer chronischen Entzündungsreaktion. Gegebenenfalls geht sogar die Zelle unter, wenn nicht zelleigene Schutzmechanismen die Rezeptorfunktion herunterregulieren könnten.

❯ Einerseits geschieht dies über verminderte oder vermehrte Rezeptorsynthese, also regulatorischen Einfluss auf die Transkription. Andererseits können Rezeptoren an regulatorischen Domänen phosphoryliert werden, ähnlich dem grundsätzlichen Mechanismus der Tyrosinkinasen.

Gegenspieler sind in diesem Falle Kinaseinhibitoren, die den Effekt wieder rückgängig machen. Ob eine Phosphorylierung aktivierend oder inaktivierend auf den Signalweg wirkt, kommt auf den Rezeptor an.

Besonders ist die Regulation des LDL(Low density lipoprotein)-Rezeptors, der bei Bindung seines Liganden internalisiert, also von der Zelle endozytotisch aufgenommen wird. Sein Recycling an die Zelloberfläche zur erneuten Aufnahme von LDL-Partikeln aus dem Blut ist ein pharmakologisch genutzter Weg, um Hyperlipidämien zu therapieren. Dazu bedarf es der Hemmung des Enzyms PCSK9 (Pro-

proteinkonvertase Subtilisin/Kexin Typ 9), das sonst den Abbau des Rezeptors nach der Endozytose einleitet.

1.2 Signalstoffe

Grundlegend werden Signalstoffe in **First** und **Second Messenger** unterteilt.

❯ Die First Messenger stehen an oberster Stelle der Signalkaskade, sind also Ionen, Hormone und Neurotransmitter.

Die Gruppe der Second Messenger beinhaltet alle folgenden Faktoren der Signalkaskade. Eine fortlaufende Nummerierung macht insofern keinen Sinn, weil manche Messenger je nach Signalkaskade unterschiedliche Nummern tragen müssten.

❯ Während First Messenger sich im Blut, (wenn ausgeschüttet) im synaptischen Spalt oder anderen extrazellulären Räumen befinden, kommen Second Messenger intrazellulär vor.

1.2.1 Ionen

Ionen passieren Membranen und lösen so Konzentrationsgefälle aus, die zu Folgereaktionen führen. Die breite Masse an Ionenkanälen, die die Passage durch die Membranen ermöglichen, soll in diesem Buch nicht im Detail erklärt werden. Es ist regelhafter Bestandteil der Physiologie, die einzelnen Typen und deren Funktion zu vermitteln und zu erforschen.

Allgemein können Kanäle spezifisch nur eine einzige Art Ion passieren lassen oder unspezifisch Kationen bzw. Anionen bis zu einer bestimmten Größe. Die Ionen mit dem größten Einfluss sind Wasserstoff/Protonen, Kalium, Natrium, Calcium und als einziger Vertreter der Anionen Chlorid.

1

❯ Magnesium ist zwar an einigen Ionenkanälen anhängig und kann deren Aktivität beeinflussen, spielt aber keine führende Rolle bei Konzentrationsgefällen.

Der Einfluss von Wasserstoff-Ionen wurde im Band Energiestoffwechsel ausführlich abgehandelt, denn ihre Konzentrationsdifferenz ist der Motor der Energiegewinnung. Na^+ und K^+ sind unverzichtbar für die Aufrechterhaltung des Membranund/oder Ruhepotenzials der Zellen, insbesondere der Nervenzellen. Die Na^+-K^+-ATPase ist ubiquitär vorhanden und erzeugt die Grundvoraussetzung für andere (nicht energieverbrauchende) Ionenkanäle.

❯ Abgesehen von der Plasmalemm ist auch die Membran des endoplasmatischen Retikulums mit Ionenkanälen versehen, bei denen Ca^{2+} die entscheidende Rolle spielt.

Insbesondere in Muskelzellen kann eine Konzentrationsänderung des intrazellulären Ca^{2+} zu der entscheidenden Muskelkontraktion führen. Dabei reicht es schon, dass die Konzentration von 10^{-7} auf 10^{-5} mol/l ansteigt.

Fallstrick

Eine Änderung der Ca^{2+}-Konzentration von 10^{-7} auf 10^{-5} mol/l entspricht einer Konzentrationsdifferenz von 10^2 mol/l. Oft wird versucht, die Studenten aufs Glatteis zu führen, indem statt von einer Konzentrationsänderung *um* 10^2 mol/l eine *auf* 10^2 mol/l suggeriert wird. Hier ist ordentliches Lesen der Aussagen von höchster Wichtigkeit.

1.2.2 Steroidderivate

Steroide sind Moleküle mit dem Grundgerüst des Cholesterins, dem Steran. Ihre

Hormone werden in der Nebennierenrinde und in den Keimdrüsen produziert.

❯ Sie haben aufgrund ihres lipophilen Aufbaus eine längere Halbwertszeit, können dafür aber nicht gespeichert werden und müssen deswegen immer nach Bedarf synthetisiert werden.

Im Blut werden sie an Transportproteine gebunden. Die Synthese der einzelnen Hormone ist in vielen Schritten ähnlich, viele Enzyme können die Zwischenstufen in verschiedenen Phasen metabolisieren.

Die wichtigste Reaktion vom Cholesterin zur allgemeinen Vorstufe der Hormone ist die 20,22-Desmolase, die den Seitenarm des Cholesterins bedeutend kürzt. Dafür muss das Cholesterin in den Intermembranraum der Mitochondrien verbracht werden, denn das Enzym ist in der inneren Mitochondrienmembran verankert.

Die Membranpassage ermöglicht das **StAR-Protein** (Steroidogenic acute regulatory protein), welches durch Phosphorylierung durch die Proteinkinase A aktiviert wird.

❯ Das gebildete Pregnenolon wird wieder ins Zytoplasma und von dort direkt in das glatte ER verbracht.

Je nach Gewebe verfolgen die Zellen unterschiedliche Reaktionen. Die Bildung der Mineralocorticoide **(Aldosteron)** erfolgt in der Zona glomerulosa, die der Glucocorticoide **(Cortisol)** in der Zona fasciculata und die der Androgene **(Testosteron)** in der Zona reticulata. **Östradiol** und die anderen Östrogene werden nur in den weiblichen Keimdrüsen gebildet, während Testosteron bei Männern zusätzlich in den Leydig-Zellen der Testes synthetisiert werden kann. Die Enzymausstattung der Zellen bestimmt also, welche Steroidderivate in welchem Gewebe produziert werden (◻ Abb. 1.6).

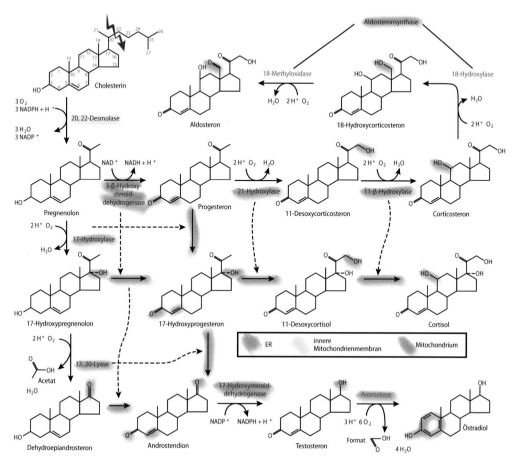

Abb. 1.6 Die Synthese der Steroidhormone im Überblick. Gestrichelte Linien verweisen darauf, dass sie vom gleichen Enzym umgesetzt werden. Die Proto-nen der Reaktionen kommen meist von reduzierten Hämproteinen, die oxidiert werden

1.2.3 Biogene Amine und Neurotransmitter

❯ Moleküle, die eine funktionelle Aminogruppe haben, oft Derivate der Aminosäuren, werden als biogene Amine bezeichnet.

Sie sind Hormone, Neurotransmitter oder allgemeiner gefasst: Effektormoleküle. Zu ihnen gehören (Nor-)Adrenalin, Histamin, Serotonin, Dopamin, Melatonin, Acetylcholin, γ-Aminobuttersäure (GABA), Thyroxin (T_4) und Triiodthyronin (T_3). Einige davon stechen besonders hervor.

So entsteht Acetylcholin nicht aus einer Aminosäure, sondern aus der aktivierten Fettsäure Acetyl-Coenzym A (CoA) und dem Alkohol Cholin mit seinem quartären Ammonium.

❯ T_3 und T_4 stammen zwar von der Aminosäure Tyrosin ab, werden aber „länger haltbar" gemacht, indem die hydrophoben Eigenschaften des aromatischen Rings vom Iod unterstützt werden. Die Hydroxygruppe kann diese Affinität nicht mehr ausgleichen, die Schilddrüsenhormone sind also lipophil.

1

❯ Glutamat und Glycin sind Neurotransmitter des zentralen Nervensystems, aber keine biogenen Amine, sondern schlichtweg Aminosäuren. Glycin wirkt inhibitorisch, z. B. bei den sogenannten Renshaw-Zellen des Rückenmarks, während Glutamat exzitatorisch weit verbreitet ist.

Auf die genauen Wirkungen und Regelkreisläufe der Hormone wird im Rahmen von ▶ Kap. 2 ausreichend eingegangen. Da aber ihre Synthese und ihr Abbau nicht auf das Organ zurückzuführen ist, in dem es produziert wird, sondern auf sein Ausgangsmolekül, eignet sich eine Übersicht an dieser Stelle am besten. Ausgenommen sind die Schilddrüsenhormone, deren Produktion eng mit dem funktionalen Aufbau des Schilddrüsengewebes verbunden ist (◘ Tab. 1.1).

Fallstrick

Vorsicht, in diesem Abschnitt geht es u. a. um Melatonin, das biogene Amin des Tryptophans, das unseren Schlaf-Wach-Rhythmus steuert. In unserer Haut befinden sich Melanozyten, die den Farbstoff Melanin synthetisieren, nach dem jeder Sonnenanbeter eifert.

Acetylcholin

❯ Acetylcholin ist **der** Neurotransmitter des Körpers.

Sowohl die ersten Neurone des Sympathikus als auch beide Neurone des Parasympathikus überbrücken den synaptischen Spalt mithilfe des Moleküls und auch im ZNS kommt es vor. In den Neuronen werden Vesikel voll damit

◘ **Tab. 1.1**   Biogene Amine

Biogenes Amin	Herkunft	Hormon	Neurotransmitter
Acetylcholin	Cholin		✓
Adrenalin	Tyrosin	✓	
Dopamin	Tyrosin	✓	✓
GABA	Glutamat		✓
–	Glutamat		✓
–	Glycin		✓
Histamin	Histidin	✓	✓
Melatonin	Tryptophan	✓	
Noradrenalin	Tyrosin	✓	✓
Serotonin	Tryptophan	✓	✓
Thyroxin	Tyrosin	✓	
Triiodthyronin	Tyrosin	✓	

◘ Abb. 1.7 Acetylcholin hat ausnahmsweise einen einfachen Synthese- und Abbauweg

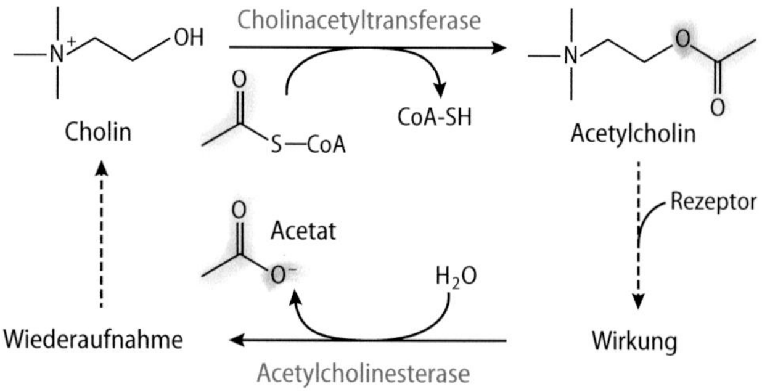

synthetisiert, die dann durch einen elektrochemischen Reiz ausgeschüttet werden.

❯ Die Rezeptoren – nikotinerge sind Ionenkanäle, muskarinerge sind G-Protein-gekoppelte – können ihre Stimulierbarkeit nicht beenden, dafür bedarf es der Acetylcholinesterase.

Diese wurde in Band Zelle Abschn. 3.2.7 schon einmal vorgestellt. Sie spaltet Acetat von Cholin ab und ermöglicht es der Präsynapse, das Cholin zu recyceln (◘ Abb. 1.7).

GABA

Für die Synthese der γ-Aminobuttersäure gibt es zwei Möglichkeiten:

❯ Entweder wird Glutamat decarboxyliert oder eine Transaminase tauscht Amino- und Ketogruppe mit Succinatsemialdehyd und α-Ketoglutarat.

Die Transaminase kann in beide Richtungen agieren, sowohl α-Ketoglutarat als auch das Semialdehyd können in den Citratzyklus eingespeist werden, sie fungiert somit auch als Abbauweg. Das Semialdehyd muss dafür jedoch zuvor mit einer Dehydrogenase zu Succinat oxidiert werden. Man nennt dieses dynamische Gefüge auch **GABA-Shunt**, weil die Succinyl-CoA-Synthese des Citratzyklus umgangen wird. Succinyl-CoA könnte wiederum aus den anaplerotischen Abbauwegen verschiedener Aminosäuren gespeist werden, wäre das vonnöten (◘ Abb. 1.8).

❯ Die GABA$_A$- und GABA$_B$-Rezeptoren wirken beide inhibitorisch und sind im ZNS am weitesten verbreitet. Erstere sind Ionenkanäle und Letztere wieder G-Protein-gekoppelte Rezeptoren, die gerne für sedierende bis hypnotische Wirkungen von Pharmaka angesteuert werden.

Adrenalin, Dopamin und Noradrenalin

Die drei Tyrosinderivate sind in ihrer Synthese eng miteinander verwoben.

❯ Die gemeinsame Vorstufe L-DOPA ist ein Schlüsselmolekül, weil es noch die Blut-Hirn-Schranke passieren kann, aber schon die Syntheserichtung vorgibt.

So ist die Standardtherapie des Morbus Parkinson, bei der dopaminerge Neurone der Substantia nigra untergehen, L-DOPA zu verabreichen, das dann diesen Mangel ausgleichen soll. Problem dabei ist die Steuerung der Dosis und Wirkung, sodass viele Nebenwirkungen in Kauf genommen werden müssen.

Eine weitere Bezeichnung des Dopamins ist **Prolaktin-Inhibiting-Hormon**, das seine weitere Funktion im Hypothalamus beschreibt. Wird dem Dopamin eine Hydroxygruppe angehängt, so entsteht Noradrenalin, **DER** Neurotransmitter des Sympathikus (zumindest es 2. Neurons) und des Locus caeruleus. Dieser ist verantwortlich für (gerichtete) Aufmerksamkeit. Als im Blut zir-

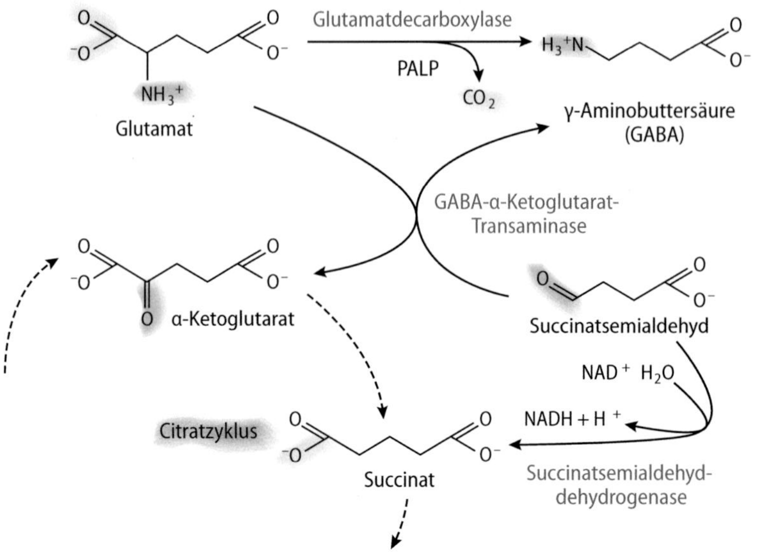

1

○ **Abb. 1.8** Der Stoffwechsel des GABA ist eng mit dem Citratzyklus verwoben und wird auch als Shunt bezeichnet

kulierendes Hormon macht es nur ca. 20 % aus, denn die chromaffinen Zellen des Nebennierenmarks haben zu ca. 80 % die Fähigkeit, Noradrenalin zu methylieren. Das gebildete Adrenalin ist für die systemischen Fight-or-Flight-Reaktionen verantwortlich. Entwicklungsgeschichtlich stammen die chromaffinen Zellen aus dem Neuroektoderm, daher der enge Bezug zum Nervensystem. Sie werden vom Sympathikus stimuliert und nutzen das gleiche biogene Amin.

❯ Die Adrenorezeptoren α1, α2, β1 und β2 werden unterschiedlich stark von Adrenalin und Noradrenalin angesprochen, Dopamin hat seine eigenen Rezeptoren D_{1-5}.

Der Abbau von Dopamin, Noradrenalin und Adrenalin ist ähnlich und variabel. Wie später auch für Serotonin, ist die **Monoaminoxidase (MAO)** eines der zwei unverzichtbaren Enzyme. Die Endprodukte sind Vanillinmandelsäure oder Homovanillinsäure, die beide im Urin nachweisbar sind und im 24-h-Sammelurin gerne zur Diagnostik herangezogen werden. Einige Nebenstoffwechselwege können auch zu anderen weniger wichtigen Abbauprodukten führen. Das zweite Enzym ist die **Catechol-O-Methyltransferase (COMT)**, das O weist schon daraufhin, wo die Methylgruppe angehängt wird. Es benötigt S-Adenosylmethionin (SAM) als Methylgruppendonor, von dem S-Adenosylhomocystein zurück bleibt. Ob erst die MAO oder erst die COMT zum Einsatz kommt, spielt für den Metaboliten keine Rolle wie im folgenden Schaubild erkennbar.

❯ Bei der MAO gibt es zwei Isoenzyme: A baut hauptsächlich Dopamin, Noradrenalin und Serotonin ab, B fast nur Dopamin. Dazu benötigen beide Wasser und molekularen Sauerstoff, sodass Wasserstoffperoxid entsteht (○ Abb. 1.9).

Histamin

Das heutzutage hauptsächlich negativ durch die Presse gehende Molekül hat durch seine ausgeprägten Wirkungen Berühmtheit erlangt. Histamin kommt als Gewebshormon in hohen Dosen in den Mastzellen vor, die den menschlichen Organismus vor Schaden schützen sollen. Eine Mastzelldegranulation

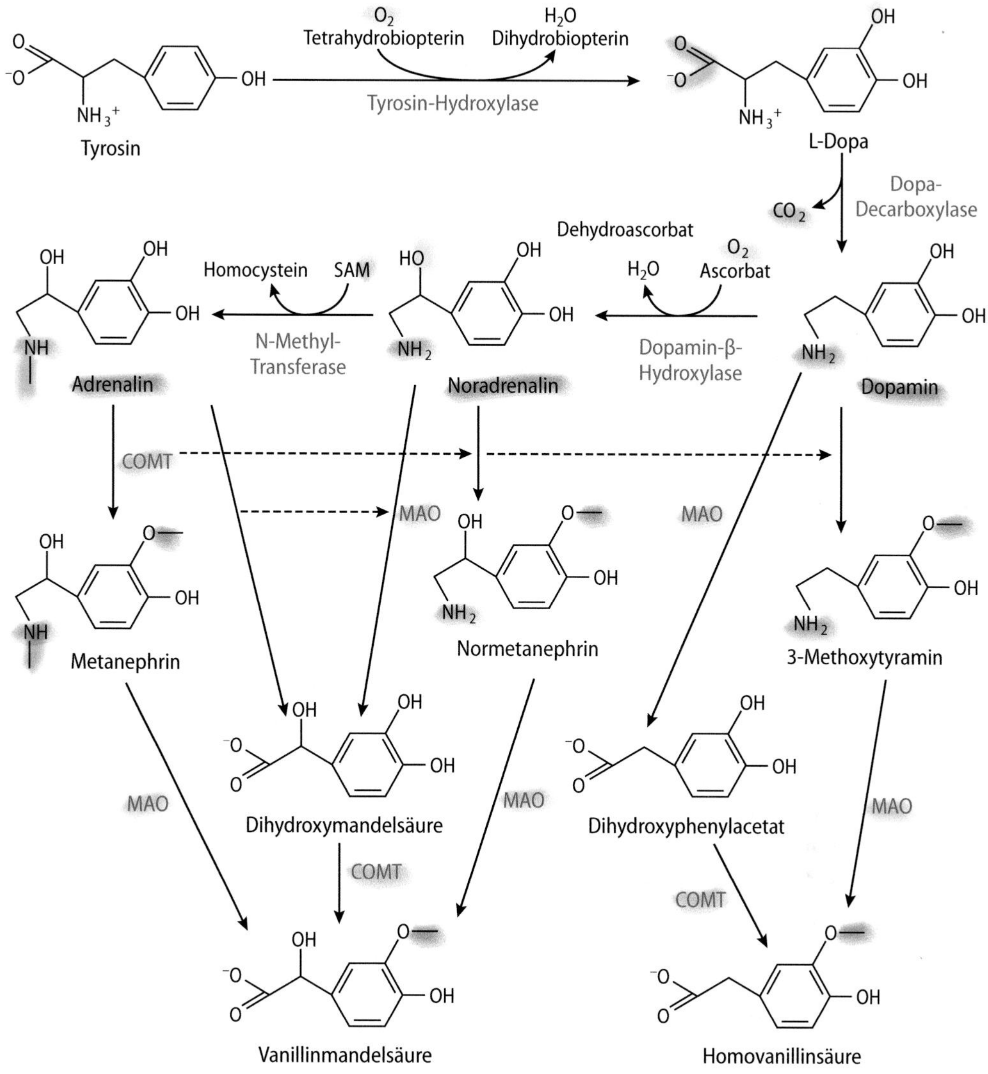

◘ Abb. 1.9 (Nor-)Adrenalin und Dopamin werden über die Catechol-O-Methyltransferase und die Monoaminoxidase abgebaut. Die Reihenfolge kann dabei variabel sein

setzt so viel von dem Hormon frei, dass eine schnelle Entzündungsreaktion in Gang kommt. Hat diese keine Daseinsberechtigung, spricht man von einer allergischen Reaktion. Dabei sind natürlich viele weitere Zellen und Moleküle beteiligt, aber Fakt ist, dass Histamin zu einigen der klassischen allergischen Symptome führt (Rubor, Tumor, Dolor).

Auch im Nervensystem gibt es Neurone, die Histamin ausschütten. Dann kommt es jedoch zu keiner Inflammation, sondern zu einer regelrechten Stimulation der Postsynapse.

❯ Sowohl peripher als auch zentral wird die Information über sogenannte H-Rezeptoren aufgenommen. Diese sind von eins bis vier nummeriert und sind alle G-Protein-gekoppelt.

Manche wirken jedoch eher stimulierend (1, 2) und andere wieder inhibitorisch (3, 4).

❯ Synthetisiert wird das biogene Amin in einem Schritt durch Decarboxylierung des Histidins.

Mehrere Abbauwege sind mittlerweile bekannt, wobei es auf den Organismus und das Gewebe ankommt, welcher überwiegt. Der Abbau über die Histamin-N-Methyltransferase (HNMT) und die Diaminoxidase sind im menschlichen Körper am verbreitetsten. Die Abbauprodukte Imidazolacetat und N-Methylimidazolacetat werden weitestgehend über den Urin ausgeschieden. Ein geringer Teil des Imidazolacetats könnte jedoch auch wieder in den Aminosäurestoffwechsel eingeschleust werden, die Einzelschritte dazu sind hier von keiner Relevanz (◻ Abb. 1.10).

◻ **Abb. 1.10** Histaminsynthese und -abbau. Die HNMT benötigt SAM als Methylgruppendonor, von dem S-Adenosylhomocystein verbleibt

Melatonin und Serotonin

❯ Das Schlafhormon Melatonin aus der Glandula pinealis wird aus Serotonin gebildet, das wiederum von Tryptophan abstammt.

— Die Tryptophanhydroxylase benötigt Tetrahydrobiopterin als Cofaktor (1), woraufhin die Aromatische-Aminosäure-Decarboxylase die Carboxylgruppe abspaltet (2). Die Decarboxylasen des Tyrosins wie auch des Histidins zählen ebenso zu dieser Art, werden aber gerne mit Eigennamen versehen.
— Zur Synthese von Melatonin muss das 5-Hydroxytryptamin acetyliert (3) und danach methyliert werden (4).

❯ Serotonin ist nicht nur ein Neurotransmitter der Raphe-Kerne, sondern hauptsächlich in der Peripherie zu finden.

Schätzungsweise 90 % befinden sich in den enterochromaffinen Zellen des Gastrointestinaltraktes, der Rest verteilt sich z. B. auf Thrombozyten und basophile Granulozyten. In diesen Zellen kommt Serotonin zum Einsatz, um je nach Gewebe eine Vasokonstriktion oder -dilatation auszulösen und die Thrombozytenaggregation zu steigern.

❯ Für die Wirkung sind die 5HT-Rezeptoren verantwortlich, die sowohl Nummer- als auch Buchstaben-Indices tragen, um ihre Spezifität zu verdeutlichen.

So gibt es die $5HT_{1A-D}$-Rezeptoren, die für die Pharmakologie von Bedeutung sind.
— Die MAO-A ist dabei das Schlüsselenzym der oxidativen Desaminierung (5).
— Abgebaut wird Serotonin zu 5-Hydroxyindolacetat, das über die Niere ausgeschieden wird.
— Die Aldehydgruppe wird danach noch zur Carboxylgruppe oxidiert (6). Mela-

tonin hingegen behält seine Amidgruppe und wird hydroxyliert (7) und sulfatiert (8), damit es ebenfalls über die Niere eliminiert werden kann (◘ Abb. 1.11).

1.2.4 Peptidhormone

Peptide mit Hormoncharakter werden wie alle anderen Peptide auch durch Ribosomen translatiert. Damit sie ausgeschleust werden können, durchlaufen sie danach das ER und den Golgi-Apparat. Alle Peptidhormone aufzuführen, würde vermutlich eine eigene Buchreihe füllen, hier lohnt es sich, exemplarisch auf das Proopiomelanocortin (POMC) und die Hormone der Neurohypophyse einzugehen.

❯ Die Hormone ADH (antidiuretisches Hormon) und Oxytocin werden nicht nur in ein und demselben Organ synthetisiert, sondern ähneln sich auch stark in ihrem Aufbau. Sie sind beide Nonapeptide, die sich nur in zwei Aminosäuren unterscheiden.

Oxytocin hat an Position 3 Isoleucin statt Phenylalanin und an Position 8 Leucin statt Arginin. Ursprungsorgan ist der Hypothalamus, gespeichert werden sie in den Axonerweiterungen der Neurohypophyse (◘ Abb. 1.12).

Das POMC wird in der Adenohypophyse als 267 Aminosäuren langes Prohormon produziert und dann zu diversen Hormonen gespalten. Diese limitierte Proteolyse zu beispielsweise Melanozyten-stimulierendem Hormon (MSH), adrenocorticotropem Hormon (ACTH) und β-Endorphin wird durch Konvertasen ermöglicht. Mehr zu den POMC-Abkömmlingen findet sich im ▶ Abschn. 2.2.2.

Auch Glucagon und Insulin gehören zu dieser Gruppe der Effektormoleküle, werden im ▶ Kap. 2 aber zur Genüge beschrieben.

1

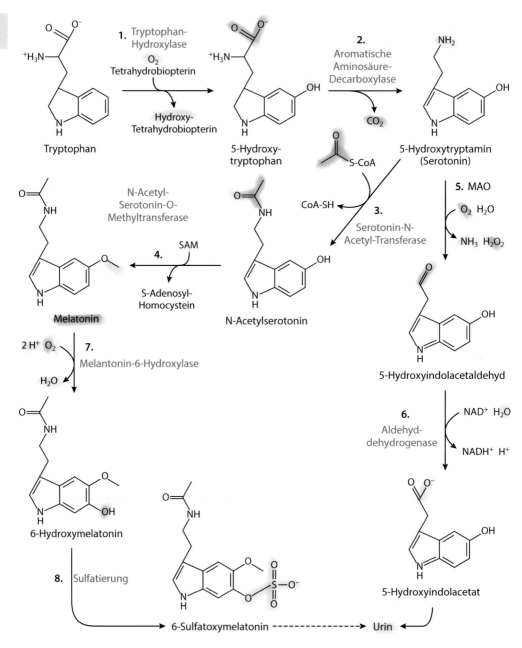

● **Abb. 1.11**   Serotonin und Melatonin entstehen beide aus Tryptophan, die Synthese des letzteren kann nur über die des ersteren Hormons gehen

❯ Die Zielstruktur der Peptidhormone können G-Protein-gekoppelte Rezeptoren oder Ionenkanäle sein, gemein ist ihnen allen aber, dass es membranständige Rezeptoren sind, mit denen sie interagieren.

ADH
```
                  O
                 ‖
      Tyr—Cys—C
     /           \
Phe               O⁻
     \
      Gln—Asn—Cys—Pro—Arg—Gly—NH₃⁺
```

Oxytocin
```
                  O
                 ‖
      Tyr—Cys—C
     /           \
Phe               O⁻
     \
      Gln—Asn—Cys—Pro—Leu—Gly—NH₃⁺
```

◻ **Abb. 1.12** Die Primärstruktur von Oxytocin und ADH

Hormone

Inhaltsverzeichnis

F. Harmjanz, *Biochemie - Regulation, Blut, Krankheitserreger*,
https://doi.org/10.1007/978-3-662-60268-3_2

Der Mensch muss schlafen, um sich zu regenerieren, seinen Wasserhaushalt regulieren, damit das Blut fließen und die Gewebe versorgt werden können, und noch viele andere Prozesse im Gleichgewicht halten. Gerät einer der Prozesse in Dysbalance, wird der Mensch krank, kann sogar versterben. Damit dies nicht passiert, gibt es Regelkreisläufe, die ständig den Ist- mit dem Soll-Zustand abgleichen. Muss ein Ist-Zustand nachjustiert werden, werden Hormone freigesetzt, die Kompensationsmechanismen einleiten können.

2.1 Hypothalamus

Der Thalamus, das „Tor zum Bewusstsein", filtert, welche Informationen relevant genug sind, um im Cortex verarbeitet zu werden. Sein Nachbar aus der Etage darunter, der Hypothalamus, ist hingegen der oberste Filter für Signale Richtung Peripherie. Er liegt jedoch mitten im Hirn und ist somit durch

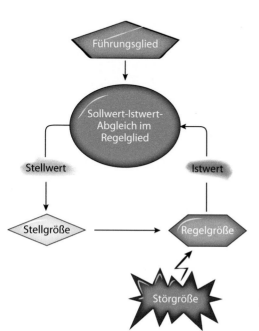

⬛ Abb. 2.1 Regelkreisläufe sind das grundlegende Funktionsprinzip des Hormonhaushalts

die **Blut-Hirn-Schranke** nicht fähig, direkt mit dem Rest des Körpers in Kontakt zu treten. Deswegen werden seine Signale erst einmal zur nächstniedrigeren Etage weitergeleitet, der Hypophyse.

❯ Damit man die Hormone des Hypothalamus von allen anderen abgrenzen kann, tragen sie alle die Bezeichnung Releasing- bzw. Inhibiting-Hormone.

Wer sich jetzt fragt, was mit Somatostatin, Dopamin, antidiuretischem Hormon (ADH) und Oxytocin ist, so gibt es für sie alle eine Erklärung: Somatostatin ist das allgemeine Growth-Hormone-Inhibiting-Hormon, Dopamin trägt ebenfalls einen Zweitnamen, der seine Funktion beschreibt – Prolaktin-Inhibiting-Hormon. ADH und Oxytocin bilden eine Ausnahme, weil sie nicht im Hypothalamus ausgeschüttet werden.

Man bezeichnet all jene Neurone der Hypothalamus-Adenohypophysen-Achse als parvozellulär (klein). Die Neurone, die ADH und Oxytocin in Richtung Neurohypophyse synthetisieren, sind hingegen magnozellulär (groß) (⬛ Abb. 2.2).

2.1.1 Growth-Hormone-Releasing-Hormon (GHRH)

Das Growth-Hormone-Releasing-Hormon hat einen generalisierten wachstums- und entwicklungsfördernden, proliferativen Einfluss. Sein Gegenspieler ist dementsprechend das Somatostatin, von dem es direkt gehemmt werden kann. Außerdem erhält es negatives Feedback von seinem finalen Effektormolekül, dem **Insulin-like growth factor (IGF)**.

❯ Hypophysär stimuliert es die Growth-Hormone(GH)-Sekretion.

Mit bis zu 44 Aminosäuren (die Primärstruktur des Hormons kann variieren) ist es

2

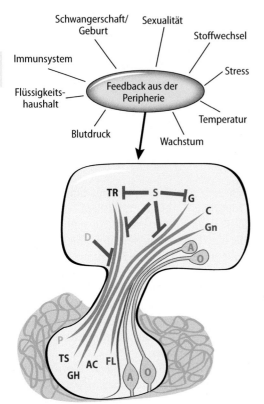

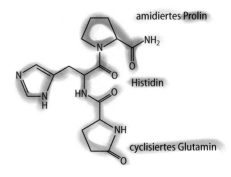

☐ **Abb. 2.3**   Aufbau des TRH

eingreift: der Schilddrüse. Diese wird allerdings erst durch das nächste Hormon in der Kette stimuliert.

> Eine Freisetzung von TRH führt zu einer vermehrten Ausschüttung von TSH, aber auch Prolaktin aus der Adenohypophyse. Es besteht lediglich aus den Aminosäuren Glutamin, Histidin und Prolin und ist damit das kleinste der Peptidhormone.

☐ **Abb. 2.2**   Hormone des Hypothalamus und ihre Regulation. *D:* Dopamin, *TR:* Thyreotropin-Releasing-Hormon (TRH), *S:* Somatostatin, *G:* Growth-Hormone-Releasing-Hormon (GHRH), *C:* Corticotropin-Releasing-Hormon (CRH), *Gn:* Gonadotropin-Releasing-Hormon (GnRH), *A:* antidiuretisches Hormon (ADH), *O:* Oxytocin, *P:* Prolaktin, *TS:* Thyreoidea-stimulierendes Hormon (TSH), *GH:* Growth Hormone (GH), *AC:* adrenocorticotropes Hormon (ACTH), *FL:* follikelstimulierendes Hormon (FSH)/luteinisierendes Hormon (LH)

das größte Hormon des Hypothalamus. Seine Freisetzung wird durch adrenerge Signale und (erholsamen) tiefen Schlaf gefördert – wer schläft, gibt dem Körper die Zeit und Kraft zu wachsen – es unterliegt also auch dem zirkadianen Rhythmus.

2.1.2 Thyreotropin-Releasing-Hormon (TRH)

Das Thyreotropin-Releasing-Hormon verrät direkt, an welcher Stelle es regulierend

Sein Prä-Prohormon beinhaltet sechs komplette Sätze TRH-Sequenz, die durch eine Konvertase voneinander abgetrennt werden. Damit das Hormon wirklich funktional wird, muss das Glutamin zyklisiert und das Prolin amidiert werden (☐ Abb. 2.3). Bei Stress, Kälte oder adrenerger Stimulation kommt es zur Freisetzung, sodass die Thermoregulation und der Stoffwechsel angeregt werden. Das negative Feedback vom TSH ist weniger ausgeprägt als bei anderen Stoffwechselkreisläufen, weil die TRH-TSH-Freisetzung einer zirkadianen Rhythmik folgt. Die Wirkung des TRH wird durch ein spezifisches Enzym namens Thyroliberinase beendet.

2.1.3 Corticotropin-Releasing-Hormon (CRH)

In gleicher Folge zu den letzten zwei Hormonen heißt das CRH vollständig Corticotropin-Releasing-Hormon.

◻ Abb. 2.4 Primärstruktur des Somatostatin-14 und -28

❯ Es ist aufgebaut aus 41 Aminosäuren und löst die limitierte Proteolyse des Proopiomelanocortins (POMC) aus. Hauptziel ist die Ausschüttung von adrenocorticotropem Hormon (ACTH), das dann wiederum die Nebennierenrinde stimuliert.

Das Hauptstresshormon des Körpers wird sowohl bei inneren (psychische Belastung, Leistungsdruck, Angst) als auch bei äußeren Stressoren (Lärmbelastung, Schmerzen, OP, Hypoglykämie) ausgeschüttet. Es führt zu weitreichenden systemischen Wirkungen über seine untergeordneten Hormone, z. B. zu einem dauerhaften Blutdruckanstieg, einer veränderten Stoffwechsellage und Immunsuppression. Es wird negativ über den Cortisolspiegel rückgekoppelt, sodass beim Gesunden eine Homöostase der Immunabwehr erzeugt wird. Die höchste Konzentration liegt am Morgen vor, es gibt also wieder eine zirkadiane Rhythmik, die sich im Folgenden auf die anderen Hormone ausweitet.

Es kann sowohl die TRH und GHRH direkt im Hypothalamus als auch die stimulierenden Hormone der Hypophyse hemmen.

Seine 14 oder 28 Aminosäuren beinhaltende Sequenz wird durch eine Disulfidbrücke zyklisiert (◻ Abb. 2.4). Welche Form vorliegt, ist abhängig von der Spaltung des Prosomatostatins, das selbst 106 Aminosäuren umfasst. Es kommt auch in Pankreas und Gastrointestinaltrakt vor, wo es ebenfalls rein hemmende Funktionen hat.

❯ Die Wirkung wird über G_i-gekoppelte SST_{1-5}-Rezeptoren ausgelöst, mit denen die beeinflussten Zellen besetzt sind.

Die Rezeptoren haben unterschiedliche Affinitäten zu Somatostatin-14 und -28. $SSTR_2$ hat heute einen hohen Stellenwert in der Krebsforschung. Eine Freisetzung des Hormons wird durch IGF-1 stimuliert, genau entgegengesetzt des GHRH. Allgemein richtet sich die Sekretion nach den Konzentrationen der Hormone, die es hemmt.

2.1.4 Somatostatin

❯ Wie bereits erwähnt, ist das Growth-Hormone-Inhibiting-Hormon Haupthemmstoff der Hypothalamus-Hypophysen-Achse.

2.1.5 Dopamin

❯ Das zweite inhibitorische Hormon des Hypothalamus wirkt ausschließlich auf die Prolaktinsekretion und ist das einzige biogene Amin im Hypothalamus.

2

Fällt die Hemmung aus, können sowohl Frauen als auch Männer plötzlich Symptome wie eine laktierende Mamma (Galaktorrhö) entwickeln und Zyklusstörungen treten auf. Mit der Schwangerschaft sind die Effekte gewünscht, dann wird die Dopaminsekretion aus dem Hypothalamus automatisch herunterreguliert. Nach der Geburt bleibt der Prolaktinspiegel zwar hoch, aber auch das Dopamin steigt wieder leicht an und inhibiert vermutlich direkt die Gonadotropin-Releasing-Hormon(GnRH)-Sekretion (bislang nur in Tierversuchen bestätigt). Es induziert eine Amenorrhö durch weniger Sexualhormone.

2.1.6 Gonadotropin-Releasing-Hormon (GnRH)

Die Hormone der Keimdrüsen werden durch das Gonadotropin-Releasing Hormon stimuliert.

> Auf Ebene der Hypophyse regt es pulsatil ca. alle zwei Stunden, insbesondere nachts, die Sekretion von luteinisierendem Hormon (LH) und follikelstimulierendem Hormon (FSH) an.

GnRH besteht aus zehn Aminosäuren, das carboxyterminale Ende wird zur Funktionalität des Hormons zu Pyroglutamin zyklisiert.

Da die Sexualität der Lebewesen evolutionär an bestimmte Klimaverhältnisse und Ernährungszustände gebunden war und bei vielen Lebewesen bis heute ist, gibt es auch beim Menschen derartige Einflüsse.

- So führt eine Sekretion von Leptin (Sättigungssignal) aus dem Fettgewebe zu einer Stimulation der **KNDy-Neurone**, die – ebenfalls im Hypothalamus befindlich – spezifisch die GnRH-Ausschüttung regulieren.

> KNDy-Neurone synthetisieren Kisspeptin, Neurokinin B und Dynorphin.

- Während Neurokinin B den Beginn der Pulsation auslöst, indem es eine Autostimulation erzeugt, beendet sie Dynorphin auf die gleiche Weise.

> Kisspeptin ist der eigentliche Effektor und wird vermehrt durch den Einfluss von Leptin ausgeschüttet, die Sekretion von GnRH wird also verlängert.

- Allgemein gibt es ein negatives Feedback-Loop von den Östrogenen, Progesteron und Testosteron zu den KNDy-Neuronen, sodass keine Überproduktion erfolgt.
- Unabhängig von diesem kleinen Kreislauf wurde auch ein Gonadotropin-Release-Inhibiting-Hormon (GnIH) entdeckt, welches sowohl hemmend auf GnRH als auch FSH und LH wirkt. Seine genaue Funktion und Beeinflussung sind noch Gegenstand derzeitiger Forschung (◘ Abb. 2.5).

2.1.7 Antidiuretisches Hormon (ADH)

Vasopressin ist eines der mittelfristig wirksamen kreislaufbeeinflussenden Hormone. Nach seiner Synthese liegt es als Prä-Prohormon mit Copeptin und seinem Trägerprotein Neurophysin II vor, die durch eine Prohormonkonvertase vor der Sekretion abgespalten werden. Durch seine Ausschüttung, die z. B. durch einen Blutdruckabfall oder ein vermindertes Blutvolumen getriggert wird, kommt es über V_1-, V_2- und V_3-Rezeptoren zu einer Kompensation.

> Der Blutdruckabfall selbst kann nicht gemessen werden, sondern die Osmolalität des Serums und der Natriumgehalt des Blutes, die beide ebenfalls bei einer Hypovolämie verändert (gesteigert) sind.

Außerdem führt auch eine Freisetzung von Angiotensin II zur Stimulation der ADH-Sekretion.

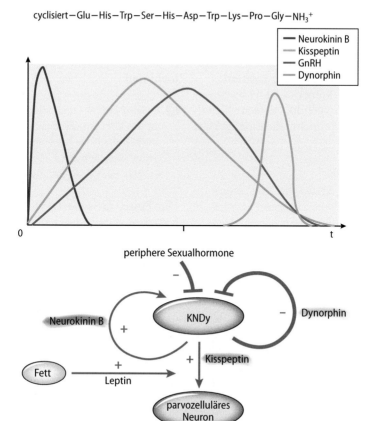

cyclisiert—Glu—His—Trp—Ser—His—Asp—Trp—Lys—Pro—Gly—NH$_3^+$

- Neurokinin B
- Kisspeptin
- GnRH
- Dynorphin

◘ Abb. 2.5 Aufbau, pulsatile Freisetzung und Regelkreislauf des GnRH. Der Graph soll keine exakte Darstellung der zeitlichen Konzentrations- schwankungen der Hormone anzeigen, sondern nur Verhältnisse über den Zeitraum eines Monats wiedergeben

- **V$_1$-Rezeptoren** befinden sich in den Gefäßen und führen zu einer Vasokonstriktion über **G$_q$-gekoppelte Proteine**.
- **V$_2$-Rezeptoren** sind die wichtigsten, denn sie sorgen für die Antidiurese, die sich im Namen widerspiegelt.

❯ Ein vermehrter Einbau von Aquaporin 2 in die Membran der Sammelrohre sorgt für eine Resorption großer Mengen an Wasser aus dem Primärharn, die sonst ausgeschieden worden wären.

- Diese Porine liegen schon fertig in Vesikeln synthetisiert vor und werden durch eine **G$_s$-Signalkaskade** an die Membran transportiert.
- In der Hypothalamus-Hypophysen-Achse wirkt ADH über den **V$_3$-Rezeptor** stimulierend auf die ACTH-Freisetzung.

2

Dafür wird es jedoch nicht in der Neurohypophyse freigesetzt und über ein Kapillarsystem zum Wirkort gebracht, sondern in einigen parvozellulären Zellen des Hypothalamus synthetisiert.

— Eine vierte Wirkung des ADH ist ein gesteigertes Durstgefühl, dessen Signalkaskade jedoch nicht gänzlich geklärt ist.

▪ **Pathobiochemie**

❯ Ein Mangel an ADH führt zum zentralen Diabetes insipidus, bei dem Patienten bis zu 20 l am Tag Wasser lassen, denn der Harn wird nicht ausreichend über Aquaporin 2 aufkonzentriert.

Daraus folgt ein extremes Durstgefühl und die Patienten entwickeln langfristig Elektrolytverschiebungen. Da ADH jedoch leicht synthetisierbar ist und nicht mehr im Hirn, sondern peripher wirken muss, kann man es heute gut als Nasenspray substituieren.

❯ Anders liegt der Fall beim peripheren (renalen) Diabetes insipidus, bei dem die V_2-Rezeptoren nicht sensibel auf das ADH reagieren.

Eine Substitution bringt hier nichts und die Therapie ist deutlich erschwert.

Der zentrale Typ kann abgesehen von der direkten Messung des ADH auch über eine Messung des äquimolar freigesetzten und stabileren Copeptins ermittelt werden. Durch die Erkrankungen zeigt sich, dass eine basale Freisetzung von ADH immer notwendig ist, damit ein ausgeglichener Wasserhaushalt über die Niere aufrechterhalten werden kann.

2.1.8 Oxytocin

Das Kuschelhormon ist nicht nur für die Bindung der Mutter an das neugeborene Kind, sondern auch für die partnerschaftliche Bindung des Mannes verantwortlich.

Bei der Frau löst es außerdem die Wehentätigkeit und die Milchejektion aus. Oxytocin wird ebenfalls als Prä-Prohormon mit einen Trägerprotein synthetisiert, dem **Neurophysin I**.

❯ Es wird über die fenestrierten Kapillaren an die Uterusmuskulatur und die Myoepithelzellen der Mamma transportiert, wo es über den OXT-Rezeptor zu einer G_q-gekoppelten Reaktionsfolge kommt.

Die Reize, die eine Oxytocinausschüttung bewirken, sind mechanischer Art– der Druck des Babys auf den Cervixkanal oder der Druck und Sog an der dann laktierenden Mamma. Die Wehenkontraktion endet in dem Moment, wenn das Baby geboren ist und der Druckreiz ausbleibt. Eine Restwirkung des Oxytocins führt noch zur Kontraktion der plazentaversorgenden Gefäße und schließlich zur Abstoßung der Plazenta. Diese Eigenschaften werden auch zur Einleitung der vaginalen Geburt und zur Verhinderung postpartaler vaginaler Blutungen in der Geburtshilfe genutzt.

> **Fallstrick**
>
> Die Milchproduktion der Frau wird vom Prolaktin der Adenohypophyse angeregt, das über TRH und Dopamin gesteuert wird. Hingegen wird die Milchejektion von Oxytocin aus der Neurohypophyse nach der Registrierung mechanischer Reize (Druck, Sog) an der Mamma stimuliert.

2.2 Hypophyse

Die Hirnanhangsdrüse ist nur über einen Stiel mit dem Rest des Gehirns, genauer dem Hypothalamus, verbunden. Sie liegt in der Fossa hypophysialis der Sella turcica und ist demnach dem Viscerocranium am nächsten. Operationen, i. d. R. Entfernungen der Hypophyse bei Tumoren, können durch die

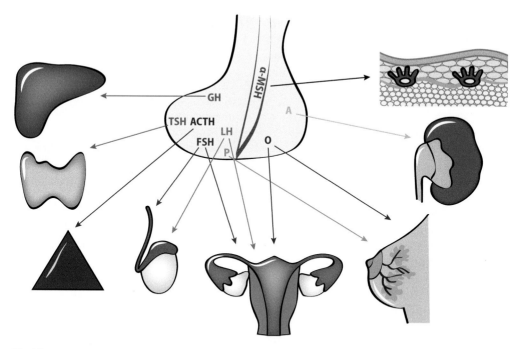

Abb. 2.6 Hypophysenhormone und ihre Zielorgane. Von links nach rechts: Leber, Schilddrüse, Nebenniere, Hoden, Ovarien, Brust, Niere, Haut

Nase minimalinvasiv durchgeführt werden. Patienten müssen dann jedoch ein Leben lang Hormone einnehmen, da die Achse vom Hypothalamus zu den Zielhormondrüsen unterbrochen ist.

Die Hypophyse spielt den Vermittler, denn es kann seine Hormone über einen Pfortaderkreislauf seitens der Adenohypophyse und ein fenestriertes Kapillarnetz um die Neurohypophyse in den Blutkreislauf einspeisen. Zwischen den beiden Anteilen Adeno~ und Neuro~ befinden sich Überreste der embryonalen Rathke-Tasche (Pars intermediana), die Ursprung der POMC-synthetisierenden Zellen sind. Einige davon befinden sich auch in der Adenohypophyse (■ Abb. 2.6).

2.2.1 Thyreotropin (TSH)

Das **Thyreotropin** (auch Thyreoidea-stimulierendes Hormon) ist das erste Hormon der Schilddrüsendiagnostik, obwohl es dort gar

nicht her kommt. Grund dafür ist seine intensive negative Rückkopplung durch die Hormone Triiodthyronin (T_3) und Thyroxin (T_4) und die frühzeitige Veränderung der TSH-Konzentration.

❯ Ein erniedrigter TSH-Wert weist auf eine primäre Schilddrüsenüberfunktion hin, ein erhöhter Wert auf eine Unterfunktion – vorausgesetzt, die klinischen Symptome passen.

Genau umgekehrt würde es auf eine Dysfunktion der Hypophyse (meist einen Tumor) hinweisen, was jedoch deutlich seltener ist. Übergeordnet wird die TSH-Sekretion von Somatostatin gehemmt und von TRH stimuliert.

TSH setzt sich aus einer α- und einer β-Untereinheit zusammen, wobei die α-Untereinheit auch in seinen Strukturverwandten FSH, LH und humanes Choriongonadotropin (hCG) zu finden ist. Das **Glykoprotein** besteht insgesamt aus 204

2

(92 + 112) Aminosäuren und drei verzweigt N-glykosylierten Asparaginresten – zwei davon an der α-Untereinheit. Diese Glykosylierung ist heterogen und vermutlich verantwortlich für variable Halbwertszeiten.

❯ Der TSH-Rezeptor an den Epitheloidzellen der Schilddrüse ist G-Protein-gekoppelt, teils die cAMP-Synthese stimulierend (G_s) und teils die Phospholipase C aktivierend (G_q).

Eine normale TSH-Konzentration fördert die Sensitivität der Rezeptoren, während ein Überschuss zu einer kompensatorischen Herunterregulation führt.

■ **Pathobiochemie**

Autoimmune Erkrankungen der Schilddrüse, z. B. **Morbus Basedow**, bei der es zu einer Dauerstimulation der T_3/T_4-Synthese kommt, begründen sich auf Antikörpern, die den TSH-Rezeptor angreifen. Diese **TRAKs (TSH-Rezeptor-Autoantikörper)** stimulieren wie das TSH, allerdings ohne Unterbrechung, was zu Symptomen wie gesteigertem Stoffwechsel, Schwitzen, Unruhe und Exophthalmus führt.

2.2.2 Proopiomelanocortin (POMC)

Proopiomelanocortin wurde bereits in ▶ Abschn. 1.2.4 erwähnt. Es ist eine Vorstufe diverser Hormone, die je nach Enzymausstattung der Zellen entweder in den Zellen der Adenohypophyse oder denen der Pars intermediana gebildet werden. Es sind mindestens zehn Hormone des POMC bekannt, jedoch sind ihre Funktionen meist noch unklar.

Am besten verstanden ist das adrenocorticotrope Hormon (ACTH) und das α-Melanozyten-stimulierende Hormon (α-MSH).

❯ Stimuliert werden die POMC-Zellen der Adenohypophyse von CRH, die ACTH in großen Mengen synthetisieren.

Auch β-Endorphin und γ-Lipotropin wird freigesetzt, was zu einer Modulation der Schmerzwahrnehmung und zu einer katabolen Stoffwechsellage führt.

Das **Endorphin** hat dabei eine höhere Affinität zu μ-Rezeptoren als δ- oder κ-Rezeptoren, die beide G_i-gekoppelt sind.

❯ Es hemmt dabei die Schmerzweiterleitung in der Peripherie und im Rückenmark sowie die Schmerzempfindung im ZNS.

Benötigt wird diese endogene Analgesie vor allem in Stresssituationen. Das synthetische Morphin und seine Derivate setzen an den gleichen Rezeptoren an.

Die gesamte POMC-Sequenz beträgt 265 Aminosäuren, ACTH besteht aus 39 davon. Eine Sequenz aus dem ACTH findet sich auch in seinem Folgehormon α-MSH und dessen Strukturverwandten β- und $γ_{1-3}$-MSH (◻ Abb. 2.7). Neben α-MSH entsteht bei der Spaltung von ACTH das CLIP (Corticotropin-like intermediate peptide) aus 21 Aminosäuren.

β-Lipotropin beinhaltet 91 Aminosäuren, γ-Lipotropin nur noch 58. Das β-Endorphin hat eine Primärstruktur von 30 Aminosäuren. Über die Eigenschaften der Lipotropine weiß man noch nicht allzu viel. Allgemein werden sie bei Hungerzuständen vermehrt ausgeschüttet und sorgen dann für einen Transport der Fettsäuren von der Peripherie in die Leber, um dort zur Ketogenese verwendet zu werden.

❯ In den POMC-Zellen der Pars intermediana liegt der Fokus auf der Synthese des α-MSH, welches vordergründig die Melaninsynthese der Melanozyten stimuliert.

α-MSH

$$\underset{-O}{\overset{O}{\parallel}}C\underset{H}{-}N-Ser-Tyr-Ser-Met-Glu-His-Phe-Arg-Trp-Gly-Lys-Pro-Val-NH_3{}^+$$

β-MSH

$$\underset{-O}{\overset{O}{\parallel}}C-Asp-Glu-Gly-Pro-Tyr-Arg-Met-Glu-His-Phe-Arg-Trp-Gly-Ser-Pro-Pro-Lys-Asp-NH_3{}^+$$

γ-MSH

$$\underset{-O}{\overset{O}{\parallel}}C-Tyr-Val-Met-Gly-His-Phe-Arg-Trp-Asp-Arg-Phe-Gly \quad +X$$

⬛ Abb. 2.7 MSH-Formen. α-MSH hat ein N-Acetyl-Serin an seinem carboxyterminalen Ende. Die drei Typen von γ-MSH unterscheiden sich in ihrer Länge. Die *grün* markierte Sequenz findet sich auch im ACTH

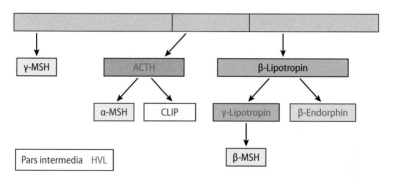

⬛ Abb. 2.8 Limitierte Proteolyse des POMC zu diversen Hormonen. Hormone, die in der Adenohypophyse (HVL) gebildet werden, sind *blau* geschrieben, Hormone der Pars intermediana in *Violett*. Die hinterlegten Farben verweisen auf die strukturverwandten Hormone

Aber auch die immunologische Abwehr der Haut wird dadurch unterstützt. Die anderen Formen des MSH haben keinen Einfluss auf die Pigmentierung der Haut, ihre Aufgaben sind noch nicht sicher geklärt (⬛ Abb. 2.8).

ACTH sorgt in der Nebennierenrinde über seinen **MC2-Rezeptor (Melanocortin 2)** zur Synthese von Cortisol, welches weitreichende Effekte für den Stoffwechsel, die Immunabwehr und den Kreislauf hat. Der Rezeptor ist **G$_s$-gekoppelt** und sorgt auch zu einer vermehrten Aufnahme von Cholesterin aus dem Blut, um Substrat für die Cortisolsynthese bereitzustellen. Wie sein Releasing-Hormon CRH hat ACTH eine zirkadiane Rhythmik mit höchsten Konzentrationen am Morgen. Gehemmt wird ACTH als negatives Feedback von Cortisol selbst.

▪ **Pathobiochemie**

Der **Morbus Cushing** hat einen ACTH-produzierenden Tumor (Adenom) als Grundlage, durch den es zu einem **sekundären Hypercortisolismus** kommt. Das negative Feedback wird ausgesetzt, sodass die hohen Cortisolkonzentrationen Diabetes mellitus Typ 2, Stammfettsucht, Osteoporose, Hautatrophie und Bluthochdruck auslösen.

2

2.2.3 Growth Hormone (GH)

❯ Das 191 Aminosäuren lange Somatotropin ähnelt in seiner Struktur stark Prolaktin und humanem Plazentalaktogen (synthetisiert vom Synzytiotrophoblast).

Seine Funktion ist zwar in der Kindheit von sichtbarer Relevanz, denn ein Mangel führt zu Kleinwuchs und ein Überschuss zu Großwuchs, aber auch im Erwachsenen hat es wichtige Aufgaben. Die Erneuerung von Geweben im Laufe des Lebens, z. B. Reduktion von Fettspeichern und vermehrte Proteinbiosynthese (mehr Muskel), wird übergeordnet vom Growth Hormone gesteuert.

Für diese gesamtsystemischen Wirkungen braucht es Energie, deswegen hat GH seine Rezeptoren in der Leber, in der es die Freisetzung von Insulin-like growth factor 1 (IGF-1) steigert. Diese wird über einen Zytokinrezeptor (GHR) ausgelöst, der ähnlich der Tyrosinkinaserezeptoren den JAK-STAT-Weg, aber teils auch die MAPK-Signalkaskade aktiviert. Außergewöhnlich ist, dass die nötige Dimerisierung zweier Rezeptoren durch ein Molekül mit unterschiedlichen Bindungsstellen an dem Molekül einhergeht. Dadurch ist ein Monomer des aktivierten Rezeptors weniger stark gebunden als der andere und kann leichter blockiert werden. Diese Eigenschaft des Rezeptors findet sich auch bei FSH, LH und hCG.

❯ Die Freisetzung des GH wird nicht nur von GHRH gesteigert und von Somatostatin gehemmt, sondern auch von Ghrelin, dem Hungerhormon aus dem Gastrointestinaltrakt, aktiviert.

Diese Funktion ist auch der Namensursprung: **G**rowth **H**ormone **Re**lease **In**ducing. Besser merken kann man sich den Namen vielleicht, weil Ghrelin als Wort bereits wie ausgeschriebenes Magenknurren klingt. Abgesehen von dem Signal, wieder Nahrung aufzunehmen (orexigene Wirkung), sorgt es – wenn gelegentlich sekretiert – zu einer weiteren Umverteilung der Energieressourcen vom Fettgewebe hin zu Proteinen. Eine dauerhaft erhöhte Ghrelinkonzentration wiederum verschiebt aufgenommene Nahrung in Richtung Adipozyten.

▪ **Pathobiochemie**

Ein Somatotropin sezernierender Tumor beim Erwachsenen führt zum Wachstum der Akren (Finger, Zehen, Nase, Kinn Ohren, Zunge). Die Röhrenknochen sind zu diesem Zeitpunkt an ihren Enden zu stark verknöchert, um noch einmal auf das folglich hoch konzentrierte IGF-1 zu reagieren. Da hohe GH-Konzentrationen auch als Gegenspieler des Insulins fungieren, kann es zu einem Diabetes mellitus Typ 2 kommen.

Denkstütze

Diabetes mellitus Typ 1 (früher „Jugenddiabetes") kommt durch einen absoluten Insulinmangel bei intakten Rezeptoren zustande. Diese Patienten benötigen immer eine Insulintherapie, für den Rest ihres Lebens. Der Typ 2 (früher „Altersdiabetes") basiert auf der progredienten Insensitivität der Rezeptoren auf Insulin, man spricht auch von Insulinresistenz, die teils reversibel ist und anders behandelt werden muss.

2.2.4 Prolaktin (PRL)

❯ Das milchproduzierende Hormon hat C-terminal acht Aminosäuren mehr als GH, also 199, die zu einer anderen Faltung der β-Untereinheit des Hormons führen. Dadurch kommt es zu Rezeptorspezifität zum PRL-Rezeptor.

Diese befinden sich nicht nur im Brustgewebe, sondern auch auf den β-Zellen des Pankreas, den Adipozyten des Fettgewebes und einigen Immunzellen.

Die immunmodulatorischen Eigenschaften des Prolaktins sind seit den 2000ern Gegenstand von Forschungsprojekten. Allgemein kommt es zu Hochregulation der Immunabwehr, beispielsweise durch Zytokininduktion und Proliferation der T-Zellen. Das Fettgewebe muss in der Schwangerschaft umverteilt werden und das Pankreas steigert seine Glucoseempfindlichkeit, sodass mehr Insulin freigesetzt werden kann. Der Gestationsdiabetes wird u. a. auf zu hohe Prolaktinspiegel zurückgeführt.

> Frauen haben grundsätzlich einen 1,5-fach so hohen Prolaktinspiegel wie Männer.

Abgesehen von der Hypophyse können auch die weiblichen Geschlechtsorgane und die laktierende Mamma kleinere Mengen an Prolaktin synthetisieren, um ihren Eigenbedarf zu decken. Am Uterus sorgt das Prolaktin schon in der Frühphase der Schwangerschaft für eine optimale Implantation und Ausbildung der Decidua. Die Progesteronsynthese und seine Rezeptordichte wird stimuliert und die LH-Freisetzung über GnRH gehemmt.

> Der PRL-Rezeptor (PRLR) dimerisiert wie der GHR (▶ Abschn. 2.2.3) und löst als Zytokinrezeptor die JAK2-STAT5-Signalkaskade aus.

2.2.5 Follikelstimulierendes Hormon (FSH)

Das erste der **Gonadotropine**, das follikelstimulierende Hormon, hat bei der Frau maßgeblichen Einfluss auf den Monatszyklus.

> Im Namen ist die Einflussnahme präzisiert auf die Follikelreifung, während es bei Männern die Spermatogenese der Sertoli-Zellen anregt.

Das Glykoprotein aus einer 92 Aminosäuren langen α-Untereinheit und einer 111 Aminosäuren umfassenden β-Untereinheit ist strukturverwandt mit seinem Partner LH, dem hCG und dem TSH. Die unterschiedliche Struktur der β-Untereinheit gibt bei den Hormonen ihre Rezeptorspezifität vor, die Glykosylierung schützt vor allzu schneller Metabolisierung.

> FSH hat mit etwa drei Stunden die zweitlängste Halbwertszeit unter den Glykoproteohormonen der Sexualorgane (die längste hat hCG).

Der **FSH-Rezeptor (FSHR)** ist G-Protein-gekoppelt und kann damit abgesehen von den klassischen stimulierenden und inhibierenden Signalkaskaden noch viele weitere Signalwege anstoßen. Die FSH-Freisetzung wird übergeordnet nicht nur von GnRH stimuliert und von Somatostatin inhibiert, sondern auch von sogenannten Aktivinen und Inhibinen ihrem Namen entsprechend beeinflusst. Außerdem gibt es eine direkte Feedback-Hemmung von den gonadalen Hormonen Östrogen, Progesteron und Testosteron. Gleiches gilt für das im folgenden Abschnitt beschriebene LH.

2.2.6 Luteinisierendes Hormon (LH)

> Das zweite Gonadotropin ist der Ovulationsauslöser des weiblichen Menstruationszyklus und stimuliert die Testosteronsynthese der Leydig-Zellen des Mannes.

In seiner Struktur ähnelt es dem humanen Choriongonadotropin (hCG) so sehr, dass

2

beide den gleichen Rezeptor ansprechen. Die β-Untereinheit beträgt beim LH 121 Aminosäuren und beim hCG 145, es bleibt schlichtweg eine letzte proteolytische Spaltung aus. Entsprechend ist ihre Sequenz beinahe identisch.

❯ Das hCG ist aufgrund seiner Struktur stabiler und hat eine Halbwertszeit von mehreren Stunden, während LH nur einige Minuten aktiv wirken kann, bevor es eliminiert wird.

Beides ist sinnvoll, denn für den ovulatorischen LH-Peak bedarf es keiner dauerhaften, sondern einer intensiven Stimulation. In der Schwangerschaft muss der Gelbkörper erhalten bleiben, damit eine dauerhafte Progesteronsynthese gewährleistet werden kann.

❯ Der LH-Rezeptor findet sich in dem Plasmalemm vieler Zelltypen der Ovarien und löst eine G_s- und G_q-Protein-gekoppelte Signalkaskade aus, wobei LH mehr den Weg der Phospholipase C stimuliert und gebundenes hCG die cAMP-Synthese vorantreibt.

Das Verhältnis der Schleimhautproliferation des Uterus, der Follikelreifung in den Ovarien und der Konzentrationen der Gonadotropine und Keimdrüsenhormone steht in einem komplexen Verhältnis zueinander. Da die Gonadotropine dabei den übergeordneten Takt vorgeben, soll die folgende Abbildung veranschaulichen, in welchem Zusammenhang die Prozesse stehen (◻ Abb. 2.9).

2.3 Schilddrüse und Nebenschilddrüsen

Das dem Schildknorpel symmetrisch aufsitzende Gewebe der Thyroidea ermöglicht es dem TSH, den kürzesten Weg zum Ziel-

organ zu haben. Die Thyreozyten (Epithelzellen der Thyroidea) sind bläschenartig angeordnet mit Tight Junctions, die sie zum Zentrum des Bläschens hin abdichten. Man nennt diese Struktur Follikel. In dem Lumen sammelt sich **Kolloid**, eine gallertartige Flüssigkeit, in der die Schilddrüsenhormone teils synthetisiert werden.

❯ Der Aufbau dieser Follikel ist essenziell für die Hormonsynthese, denn die hohen Iodkonzentrationen sind abgegrenzt zur Umgebung und die aktivierende Spaltung von T_3 und T_4 erfolgt erst bei Durchtritt der basalen Thyreozytenmembran.

Abgesehen von den beiden wird noch ein weiteres Hormon in der Thyroidea produziert, das jedoch keiner hypothalamisch-hypophysären Achse unterliegt. Das **Calcitonin** ist eines von drei Hormonen, das den Calciumhaushalt des Körpers steuert. Die C-Zellen, welche in deutlich geringerer Zahl zwischen den Follikeln zu finden sind, haben einzig und allein die Funktion, Calcitonin bereitzustellen. Konkurrent dazu ist das Parathormon, welches direkt „nebenan" in den zweimal paarig angelegten Nebenschilddrüsen produziert wird. Aufgrund ihrer kleinen erbsenartigen Form und Einbettung in das hintere Schilddrüsengewebe werden die Organe auch als Epithelkörperchen bezeichnet.

2.3.1 Triiodthyronin (T_3) und Thyroxin (T_4)

❯ Die Schilddrüsenhormone Thyroxin (T_4) und Triiodthyronin (T_3) unterscheiden sich nur in einem Iodid-Ion.

Obwohl das T_4 wirkungslos ist, wird es zu 90 % von der Schilddrüse synthetisiert, T_3 entfaltet hingegen die volle Wirkung, macht aber nur die restlichen 10 % aus. Glück-

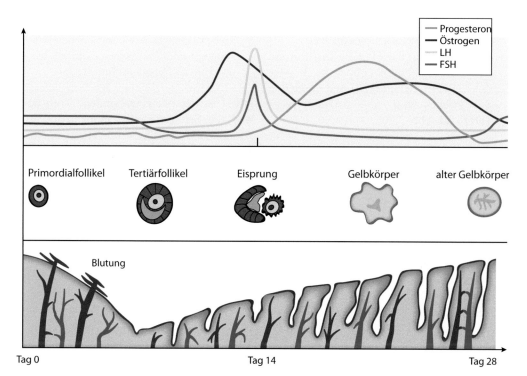

❑ **Abb. 2.9** Konzentrationen der Menstruations-hormone, Lebenszyklus eines Follikels und Schleim-hautveränderungen des Uterus. Man nennt die Blu-tung auch Desquamationsphase, den erneuten Aufbau Proliferationsphase, nach dem Eisprung spricht man von Sekretionsphase und kurz vor der neuen Blutung von der ischämischen Phase

licherweise hat der Organismus sich etwas dabei gedacht – so haben viele Zellen die Fähigkeit, T_4 zu T_3 zu deiodieren, also nach Bedarf zu aktivieren.

Die Synthese der Hormone ist eng an die Gliederung des Schilddrüsengewebes an-gelehnt.

— Ein **Na$^+$-I$^-$-Symporter** nutzt den Konzentrationsgradienter der $3Na^+$-$2K^+$-ATPase, um je ein Iodid-Ion pro Natriumion in den Thyreozyten zu trans-portieren.

Das Iod wird aus der Nahrung und dem Trinkwasser aufgenommen und kann auch in Medikamenten enthalten sein. Da sowohl ein Überschuss als auch ein Mangel zu Be-einträchtigungen der Schilddrüsenfunktion führen kann, wird z. B. in Deutschland

(Mangel) Speisesalz mit Iod versetzt, um eine Grundversorgung zu gewährleisten.

— Aus dem Thyreozyten heraus in das Kol-loid wird das Iodid-Ion durch den **Pen-drintransporter** geschleust.

— Im Nukleus des Thyreozyten wird die mRNA des Thyreoglobulins transkri-biert, sodass eine Synthese des Proteins erfolgen kann.

❯ Thyreoglobulin ist ein Glykoprotein mit über 100 Tyrosinresten, die die Grund-lage der Schilddrüsenhormone bilden.

— In einen exozytotischen Vesikel verpackt, wird das Protein ins Kolloid abgegeben.

— Die apikal membranständige **Thyreope-roxidase** (TPO) nutzt Wasserstoffperoxid der **NADPH-Oxidase**, um das Iodid-Ion

2

in ein Iod-Kation umzuwandeln, dabei werden zwei Wassermoleküle frei.

- Danach iodiert die TPO die Tyrosinreste des Thyreoglobulins einfach zu 3- oder 5-Monoiodtyrosin (MIT) und danach je ein zweites Mal zu 3,5-Diiodtyrosin (DIT) (◘ Abb. 2.10).

Der letzte Schritt, die Kopplung, ist noch einmal ein komplexer Vorgang innerhalb des Thyreoglobulinmoleküls (◘ Abb. 2.11).

- Die Hydroxygruppen zweier benachbarter DIT werden durch weiteres **Wasserstoffperoxid** radikalisiert bzw. oxidiert.
- Dadurch hat das erste C-Atom des entstandenen Cylcohexadien-1-on (Kohlenstoffring mit zwei Doppelbindungen und einem Keton) ein freies Elektron, das mit dem **Sauerstoffradikal** reagiert.
- Die **Etherbindung** zwischen den zwei Ringen entsteht und das übrige Elektron verschiebt die Doppelbindungen innerhalb des Moleküls, sodass wieder einer Hydroxygruppe an einem aromatischen Ring entsteht.

Die fertigen Schilddrüsenhormone müssen noch vom Thyreoglobulin gelöst werden.

- Dafür wird das Molekül endozytotisch aufgenommen und fusioniert mit einem Lysosom.
- Das Globulin wird proteolytisch abgebaut, während die Thyroxinmoleküle frei werden.
- Wird in diesem Prozess ein Iodid-Ion abgelöst, entsteht jetzt schon 3,3',5-Triiodthyronin.
- Die Hormone werden über den **Monocarboxylattransporter 8** an der basalen Membran Richtung Blut freigesetzt, wo sie an **Thyroxin bindendes Globulin** zum Zielgewebe transportiert werden.

❯ T_4 hat eine vielfach höhere Affinität zu dem Transportprotein, weswegen es eine längere Halbwertszeit (eine Woche vs. ein Tag) hat und auch als Depotform betitelt wird.

Nötig ist der proteingebundene Transport, weil die Schilddrüsenhormone trotz ihres Aminosäureursprungs im Rahmen ihrer Synthese lipophiler werden. Das schafft ihnen im Nachgang die Möglichkeit, in den Zielzellen zum Nukleus vorzudringen.

❯ In der Peripherie können die lipophilen T_3 und T_4 nach Passieren des Plasmalemm durch beispielsweise MCT8 (Monocarboxylattransporter 8) oder OATP (Organic anion transporters) in den Nukleus diffundieren und ihren T_3-Rezeptor binden.

Trotz ihrer hydrophoben Eigenschaften können die Schilddrüsenhormone nicht ohne Transporter in die Zielzellen eindringen.

Der **T_3-Rezeptor** (TR) hat kaum Affinität zum Thyroxin, weswegen die 90 % des zirkulierenden T_4 durch eine 5'-Deiodase (Outer-ring-Deiodase, ORD) zum aktiven T_3 umgesetzt werden müssen. Im Menschen kommt vor allem die Deiodase Typ 2 (D2) vor, die bei Umsatz von T_4 einen Lysinrest frei gibt, welcher dann ubiquitiniert werden kann.

❯ Das inaktiviert das Enzym und führt zu weniger aktivem T_3, im Prinzip ein negatives Feedback-Loop. Wird stattdessen am inneren Ring ein Iodid-Ion abgespalten (IRD), nennt sich das Molekül rT_3 (revers) und hat eine eher antagonisierende Wirkung.

Die freien Iodid-Ionen werden wieder in den Kreislauf abgegeben und i. d. R. in der Thyroidea recycelt.

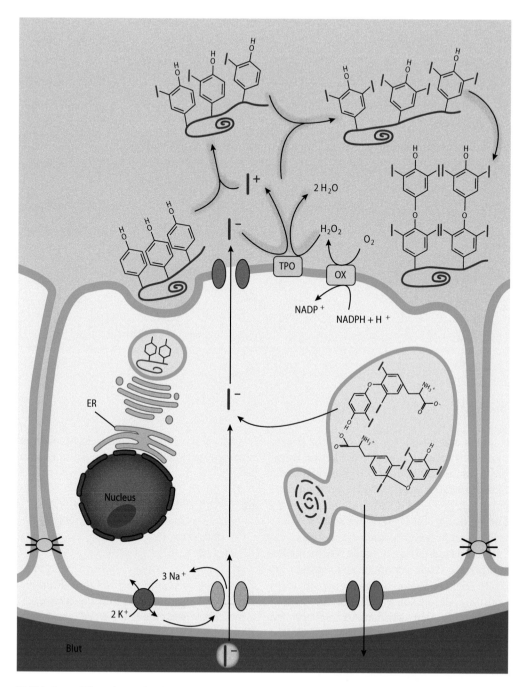

◘ Abb. 2.10 Thyroxin- und Triiodthyronin-Synthese

Das gebildete T$_3$ kann über verschiedene Wege zu Veränderungen führen. Der wichtigste ist die Vereinigung mit dem TR im Nukleus, welcher einem Steroidhormon-rezeptor ähnelt (Zinkfingerdomäne) und somit die DNA besetzt. Diese **Transkriptionsaktivierung** kann einerseits als Homodimer, als Heterodimer oder als Monomer

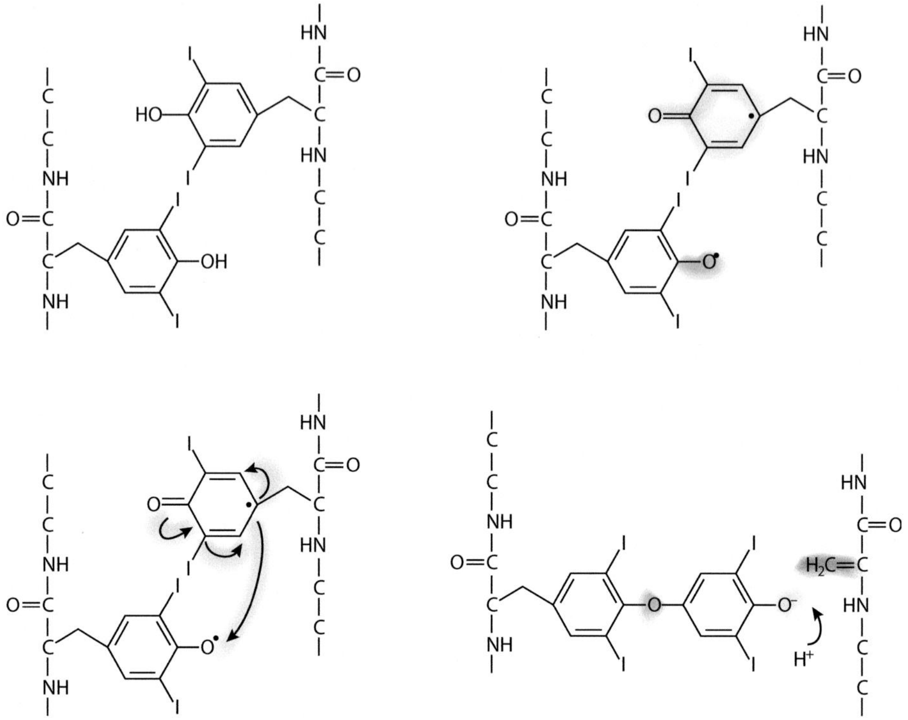

2

■ **Abb. 2.11**   Kopplung der zwei MIT

erfolgen, was jeweils unterschiedliche Ergebnisse zur Folge hat. Diese interaktiven Komplexe werden als **TRE (T$_3$ response elements)** bezeichnet. Vor allem eine Heterodimerisierung mit dem RXR (Retionidrezeptor) ist gut erforscht. Im Herz werden mit der mRNA mehr β-Rezeptoren synthetisiert, im Muskel werden mehr schnelle Muskelfasern produziert. Ohne gebundenes T$_3$ wirken die TRE teils als **Repressoren** ebenjener Transkription, die sie sonst stimulieren.

Auch in den Mitochondrien und im Zytosol befinden sich TR, die zu weiteren stoffwechselanregenden Reaktionen führen. So wird im Mitochondrium zusammen mit p43 die Transkription der mtDNA angeregt, es werden schließlich mehr Mitochondrien synthetisiert. Im Zytosol wird über verschiedene weitere Signalmoleküle die Phosphoinositoltrisphosphat-Kinase (PI3K) stimuliert, die die Proteinkinase B (PKB) anregt. Letztlich wird mTOR (mammalian Target of Rapamycin, einem Antibiotikum) aktiviert, was zellproliferative Effekte initiiert.

❯ Welche Reaktionen in welchen Zellen angeregt werde, hängt von der Art des T$_3$-Rezeptors ab – TR$_{\alpha1}$, TR$_{\alpha2}$, TR$_{\beta1}$ oder TR$_{\beta2}$ (■ Abb. 2.12).

Eine Inaktivierung und spätere Eliminierung der Depotform T$_4$ und des aktiven T$_3$ kann über verschiedene Wege geschehen. Sowohl T$_3$ als auch rT$_3$ können je mit einer **ORD** oder **IRD (Inner-ring-Deiodase)** zum gemeinsamen Metaboliten T$_2$ (3,3'-Diiodthyronin) abgebaut werden. Dieser ist im Gegensatz zu T$_4$ und rT$_3$ wirklich ohne Funktion. Aber auch schon die anderen Schilddrüsenhormonderivate können sulfatiert oder glucuroniert werden, sodass z. B. Thyroxinglucuronid über die Galle ausgeschieden wird. Ein Teil wird dann jedoch

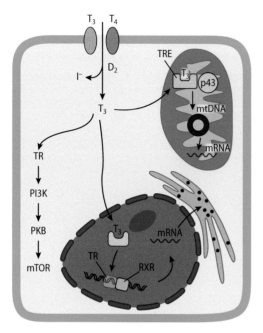

◘ Abb. 2.12 Wirkungen der Schilddrüsenhormone in der Zelle

über den Portalkreislauf wieder aufgenommen und recycelt. Thyroxinsulfat wird über die Niere eliminiert, allerdings in äußerst kleinen Mengen (◘ Abb. 2.13).

■ Pathobiochemie

Hypo- und Hyperthyreosen sind häufig auftretende Erkrankungen in der Bevölkerung. Nicht nur die Iodversorgung ist dafür ausschlaggebend, und der **Morbus Basedow** als TRAK-induzierte Hyperthyreose ist nur die primäre Form. **Sekundär** würde eine Überfunktion durch ein TSH-produzierendes **Hypophysenadenom** ausgelöst. Wie die Parameter sich verschieben, ist in ◘ Tab. 2.1 erkennbar. Unterfunktionen können ebenfalls primärer Art sein, wenn z. B. durch die TPO-AK (Thyreoperoxidase-Antikörper) oder Tg-AK (Thyreoglobulin-Antikörper) das Schilddrüsengewebe angegriffen wird. Diese Erkrankung nennt man **Hashimoto-Thyreoiditis**, es kommt zu einer verminderten Synthese von T_3 und T_4. Sekundäre Hypothyreosen können auch Be-

gleiterscheinung von Therapien sein, wenn die Hypophyse aufgrund eines Tumors entfernt werden musste oder eine Radioiodtherapie angewandt wurde. Die fehlende oder insuffiziente TSH-Stimulation führt zu pathologisch niedrigen T_4-Werten.

2.3.2 Calcitonin

Die neuroendokrinen C-Zellen (auch parafollikuläre Zellen) sind Syntheseort des Calcitonins, eines Proteins aus 32 Aminosäuren.

❯ Sein Vorläufer, das Procalcitonin, ist 116 Aminosäuren lang und derzeit der sensitivste Marker für Entzündungen in der Labordiagnostik.

Seine Bestimmung wird aus Kostengründen nicht routinemäßig durchgeführt, ist aber dienlich bei der Differenzierung von viralen (wenig) und bakteriellen (viel) Infektionen und dem Verlauf einer Sepsis.

Die Synthese des Procalcitonins wird normalerweise in allen Zellen bis auf die C-Zellen unterdrückt. Bei Infektionen kommt es jedoch zur Transkription des entsprechenden Gens in fast allen Geweben, ohne dass daraus Calcitonin durch limitierte Proteolyse generiert wird. Beachten muss man bei der Interpretation der Werte immer, dass die Basalwerte individuell schwanken.

Auch das **Calcitonin gene-related peptide 1** (CGRP1) ist ein Transkriptionsderivat des gemeinsamen CALCA-Gens. Es wird jedoch in neuronalen Zellen exprimiert und durch alternatives Spleißen generiert, sodass ein Protein aus 37 Aminosäuren entsteht, das vasodilatatorisch auf die Zielgewebe wirkt.

❯ Sein Rezeptor, der CGRP-R, ist G-Protein-gekoppelt und stimuliert die Adenylatcyclase.

Der Rezeptor kommt zwar ubiquitär vor, die Synthese des CGRP im ZNS und PNS

2

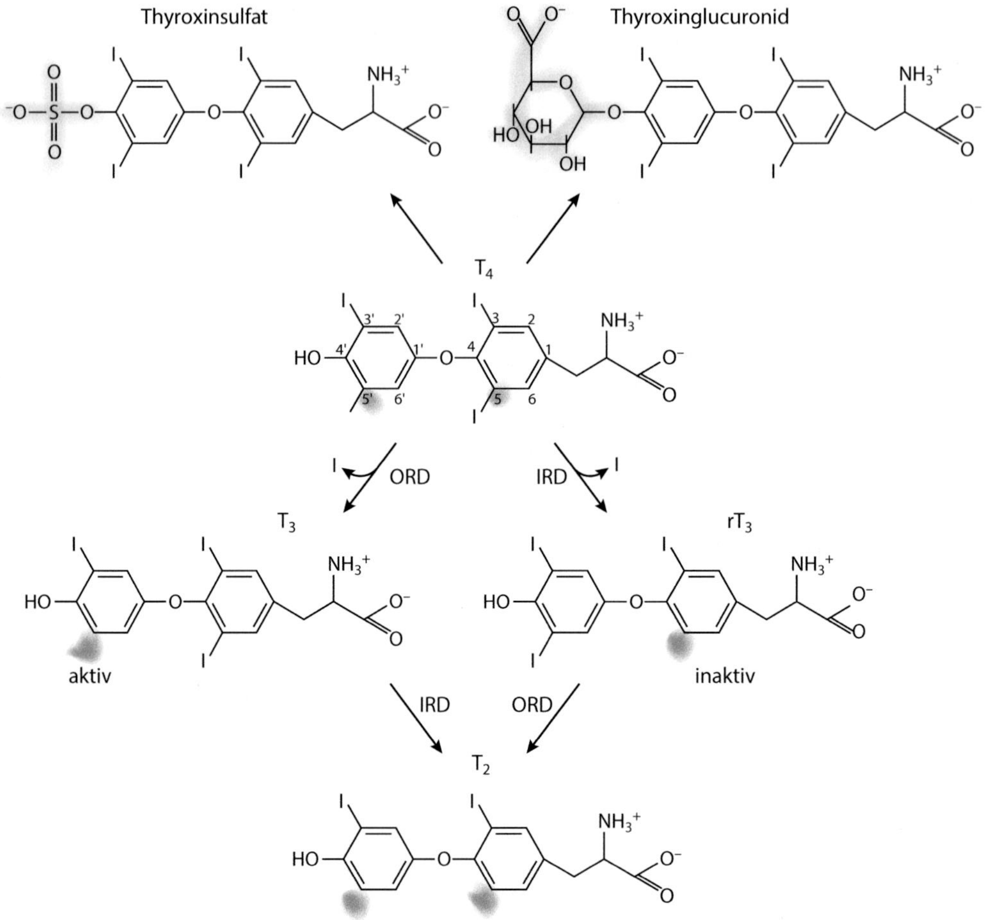

Abb. 2.13 Metabolismus des Thyroxins. *ORD* Outer-ring-Deiodase, *IRD* Inner-ring-Deiodase

Tab. 2.1 Schilddrüsenfehlfunktionen

	Primär	Sekundär
Hyper-thyreose	Ursache: $T_3 \uparrow$, Folge: TSH $\downarrow$	Ursache: TSH $\uparrow$, Folge: $T_3 \uparrow$
Hypo-thyreose	Ursache: $T_3 \downarrow$, Folge: TSH $\uparrow$	Ursache: TSH $\downarrow$, Folge: $T_3 \downarrow$

konzentriert jedoch den Wirkort vor allem auf zerebrale Gefäße. Es besteht der Verdacht, dass das Hormon maßgeblich für die Ätiologie der Migräne verantwortlich gemacht werden kann.

Zurück zum Calcitonin der Schilddrüse, dem universellen Gegenspieler des Parathormons:

> Der Einfluss des Calcitonins ist deutlich geringer auf den Mineralstoffhaushalt des Körpers als der des Parathormons und des Calcitriols.

Trotzdem ist seine Funktion wichtig, denn es ist das einzige Hormon, das den Calcium- und Phosphatspiegel zugleich senkt und doch osteoprotektiv wirkt.

— Die Zellen erhalten Informationen über den Calciumhaushalt des Körpers durch sogenannte **Calcium-sensitive Rezeptoren**

(CaSR), die sich auch (und deutlich mehr) in der Nebenschilddrüse und der Niere finden.

— Der Rezeptor auf C-Zellen löst eine Signaltransduktion aus, bei der die Calcitoninsekretion proportional zur extrazellulären Ca^{2+}-Konzentration steigt, L-Typ-Ca^{2+}-Kanäle sollen auch dazu beitragen.

— Das freigesetzte Calcitonin hat eine Halbwertzeit von 10 min und steuert die drei Hauptorgane des Calcium- und Phosphathaushalts an – den Gastrointestinaltrakt, die Nieren und Knochen.

— Da die Reaktion der C-Zellen innerhalb von 30 min nach Feststellung der Hypercalcämie eintritt, ist Calcitonin für akute Verschiebungen des Ca^{2+}-Haushalts sensibel und senkt sie entsprechend schnell.

> Die Calcitoninrezeptoren (CTR) sind G-Protein-gekoppelte Rezeptoren, die sowohl die Adenylatcyclase als auch die Phospholipase C stimulieren. Außerdem können sie eine MAPK-Signalkaskade in Gang setzen.

In den **Knochen** ist die Wirkung am ausgeprägtesten, die Osteoklasten werden in ihrer Differenzierung und in der Resorption der Knochensubstanz gehemmt. Der anorganische Teil der Knochensubstanz besteht hauptsächlich aus Ca^{2+} und P_i, vom gesamten Phosphat des Körpers befinden sich 85 % in Knochen und Zähnen, beim Calcium sind es sogar 99 %. Das erklärt die gemeinschaftliche Regulation der beiden Mineralstoffe.

Im **Gastrointestinaltrakt** kann Ca^{2+} aktiv und passiv aufgenommen werden, die aktive Resorption wird durch Calcitonin gehemmt und die Sekretion von Wasser und Mineralstoffen im terminalen Dünndarm gesteigert. Es besteht der Verdacht, dass erhöhte Calcitoninspiegel beim Schilddrüsenkarzinom für den symptomatischen Durchfall verantwort-

lich sind. Die Phosphatresorption wird hingegen nicht direkt beeinflusst.

In den **Nieren** wird die tubuläre Resorption von Phosphat und Calcium gehemmt, sodass mehr davon mit dem Urin ausgeschieden wird, zudem wird dort hauptsächlich das Calcitriol abgebaut.

> All diese Effekte sorgen für einen niedrigeren Blutcalciumspiegel (◨ Abb. 2.14).

2.3.3 Parathormon (PTH)

Die Nebenschilddrüsen sind zusammengesetzt aus drei Zelltypen: den oxyphilen Zellen, den univakuolären Adipozyten und den Hauptzellen. Nur für Letztere ist eindeutig geklärt, welche Funktion sie haben. Parathormonkonzentrationen werden über CaSR gesteuert, die hohe Calcium-Konzentrationen messen.

> Eine G_q-Protein-gekoppelte Signaltransduktion, die dann zu einem intrazellulären Ca^{2+}-Anstieg führt, verhindert die Freisetzung der hormongefüllten Vesikel und hemmt die Transkription für das Parathormon.

Ähnlich ist die Reaktion an den CaSR der Niere, die für die Calcitriolsynthese zuständig sind. Bei hypocalcämen Zuständen wird die Ausschüttung des **Parathyroidhormons (PTH)** stimuliert bzw. disinhibiert.

Das 84 Aminosäuren lange Protein, das seine Wirkung nur für wenige Minuten entfalten kann, reguliert trotzdem die Calcium(Ca^{2+})- und Phosphat(P_i)-Spiegel langfristig.

> Es intensiviert seine Wirkungen durch Aktivierung des Vitamin D_3 (Calcitriol), das zwar antagonistisch auf den Phosphathaushalt, aber synergistisch auf den Calciumhaushalt wirkt.

2

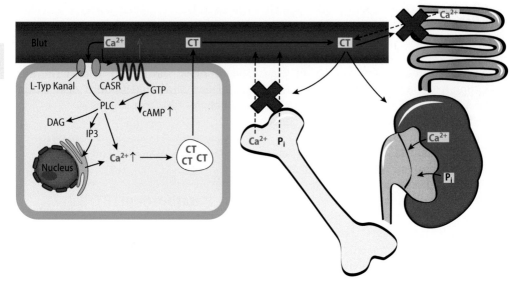

□ **Abb. 2.14** Calcitonin(CT)-Sekretion bei akuter Hypercalcämie. Die L-Typ-Ca^{2+}-Kanäle und der CaSR stimulieren die Vesikelausschüttung. An den Zielorganen hemmt es alle Mechanismen, die den Blutcalciumspiegel weiter erhöhen würden

Die Rezeptoren auf den Zielzellen können in Subgruppen eingeteilt werden, der **PTH1-Rezeptor** ist dabei der weitaus häufigste.

Im Knochen regt PTH die Osteozyten an, sich zu Osteoklasten zu differenzieren, sodass aktiv anorganische Knochensubstanz abgebaut und ins Blut abgegeben wird. Die veränderte Differenzierung wird durch **RANKL** (Receptor activator of NF-κB ligand) ausgelöst, das den gleichnamigen Transmembranrezeptor (RANK) auf Osteozyten aktiviert. Synthetisiert wird RANKL von den Osteoblasten, die ebenfalls PTH1-R tragen.

Im Darm wird die aktive Ca^{2+}-Resorption indirekt durch die Wirkung des Calcitriol gesteigert, welches in der Niere mobilisiert wird. Dort wird im proximalen Tubulus und in der aufsteigenden Henle-Schleife physiologisch Ca^{2+} in den Primärharn abgegeben.

❯ Das PTH steigert die Resorption desselben im distalen Tubulus und Sammelrohr.

Phosphat wird im proximalen Tubulus von einem **Na$^+$-P$_i$-Symporter** resorbiert, der unter Einfluss von PTH internalisiert und abgebaut wird, sodass die Resorptionsrate sinkt.

❯ Zusammengefasst sorgt Parathormon zu einer Steigerung des Blutcalciumspiegels.

Einen Überblick über die drei Hormone des Ca^{2+}- und P$_i$-Haushalts und ihre Wirkungen zeigt □ Tab. 2.2 auf.

2.4   Nebenniere

Ähnlich der Nebenschilddrüse, die der Schilddrüse eng anliegt, aber doch eine eigene Entität bildet, sitzt die Nebenniere der Niere direkt auf, hat aber komplett andere Aufgaben. Ihre Gliederung in Rinde und Mark basiert auf der embryonal unterschiedlichen Herkunft der Gewebe. Das Mark stammt von ausgewandertem Neuroektoderm ab und produziert entsprechend neuronale Wirkstoffe. Von der Nebenniere

◻ Tab. 2.2 Calciumhaushalt

	Calcitonin	Parathormon	Calcitriol (Vitamin D$_3$)
Resorption aus der Niere	Ca^{2+} ↓, P$_i$ ↓	Ca^{2+} ↑, P$_i$ ↓	Ca^{2+} ↑, P$_i$ ↑
Resorption aus den Knochen	Ca^{2+} ↓, P$_i$ ↓	Ca^{2+} ↑, P$_i$ ↑	Resorption **in** die Knochen
Resorption aus dem Darm	Ca^{2+} ↓	indirekt Ca^{2+} ↑	Ca^{2+} ↑
Konzentrationen im Blut	Ca^{2+} ↓, P$_i$ ↓	Ca^{2+} ↑, P$_i$ ↓	Ca^{2+} ↑, P$_i$ ↑

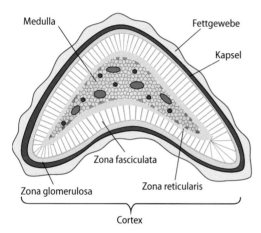

◻ Abb. 2.15 Der Aufbau Nebenniere

aus fungieren Adrenalin und Noradrenalin jedoch als Hormone, nicht als Neurotransmitter. Die Rinde resultiert aus einem Teil des Mesoderms und synthetisiert die meisten Steroidhormone. Sowohl die Reaktionsschritte vom Cholesterin zu den Steroidhormonen als auch die Synthese und der Abbau der Katecholamine wurden schon thematisiert (► Abschn. 1.2.2 und 1.2.3). Hier soll der Fokus folglich auf ihren Wirkungen liegen (◻ Abb. 2.15).

2.4.1 Nebennierenrinde

Die Nebennierenrinde lässt sich in drei Schichten einteilen, die jeweils unterschiedliche Steroidhormone synthetisieren, das heißt, sie haben verschiedene Enzymausstattungen.

❯ Die genaue Aufteilung entwickelt sich jedoch erst in der Pubertät, deswegen spricht man auch von Adrenarche. Logisch, denn die Sexualhormone (Androgene), die in der innersten Schicht (Zona reticularis) produziert werden, benötigt der Organismus in der Kindheit nicht.

Nur im ersten Lebensjahr gibt es einen größeren Hormonbolus, um die postnatale Entwicklung der Geschlechtsorgane zu beenden. Dieser ist bei Mädchen und Jungen detektierbar, wenn auch bei Mädchen deutlich geringer ausgeprägt.

Danach haben beide Geschlechter lange Zeit Werte von 0,03 bis maximal 0,8 µg/l Gesamt-Testosteron. Mit 12 Jahren ändert sich bei Jungen einerseits die Syntheserate und die Werte steigen rapide an, andererseits verschiebt sich das Verhältnis von freiem (aktivem) und Gesamt-Testosteron. Das freie Testosteron wird zwar faktisch mehr, aber im Verhältnis fast die Hälfte weniger.

❯ Am Ende ist das freie Testosteron bei Jungen um das 10-Fache höher als bei Mädchen: 2,6 ng/l vs. 26 ng/l.

Die **Zona fasciculata** für die **Cortisolsynthese** und die **innere Zona reticularis** für die **Aldosteronsynthese** sind schon kurz vor der Geburt ausgebildet, denn sie werden für die langfristige Blutdruckregulation und die Steuerung des Immunsystems benötigt. Für alle Steroidhormone von höchster Wichtigkeit ist der Transport des Cholesterins in das

2

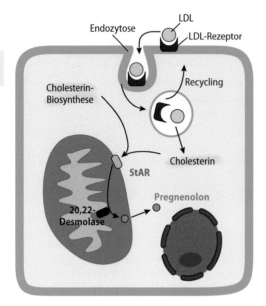

● **Abb. 2.16**   Der StAR-Shuttle ist in jeder Zelle, die Steroidhormone synthetisiert. Das Cholesterin kommt sowohl aus dem zelleigenen Reservoir als auch aus der Leber, antransportiert über LDL

Mitochondrium, damit der erste Schritt der Synthesen zum Pregnenolon erfolgen kann. Dafür verantwortlich ist das **StAR-Protein** (Steroidogenic acute regulatory protein), ein Shuttle-Protein der äußeren Mitochondrienmembran.

❯ Es ist analog zur HMG-CoA-Reduktase der Cholesterinsynthese der geschwindigkeitsbestimmende Schritt der Steroidhormonsynthese, obwohl es selbst keine enzymatische Tätigkeit innehat (● Abb. 2.16).

Zona glomerulosa

Die äußerste Schicht beinhaltet das erste Hormon der fetalen suprarenalen Drüse.

❯ Hier wird, ausgelöst durch ACTH, das RAAS (Renin-Angiotensin-Aldosteron-System) aktiviert oder durch Hyperkaliämie Aldosteron synthetisiert.

Als Steroidhormon kann es nämlich nicht gespeichert werden, sodass die Syntheserate

etwa der Sekretionsrate gleicht. Es reguliert das Blutvolumen langfristig über die Niere und ist somit einer der Ansatzpunkt heutiger Ödemtherapien.

— Der Stimulus des **Angiotensin II** als Folge der Reninausschüttung wird über einen G_q-Protein-gekoppelten Rezeptor, genannt **AT1**, an die Zellen der Zona glomerulosa (ZG) übertragen.
— Sensible Kaliumkanäle lösen eine Depolarisation der Zelle aus, spannungsabhängige Calciumkanäle werden aktiviert und es kommt zu einem intrazellulären Ca^{2+}-Anstieg.
— Dadurch werden Kinasen aktiviert, die wiederum die Hormonsynthese steigern.

ACTH ist zwar direkt das Hypophysenhormon des Cortisols der Zona fasciculata, bindet aber auch in geringem Maße an Melanocortin-2-Rezeptoren der ZG. Diese lösen eine G_s-Protein-gekoppelte Signalkaskade aus.

— Für die Spaltung der Seitenkette wird ein Eisen-Schwefel-Protein, das Ferredoxin, und seine Reduktase benötigt, denn die Reduktion erfolgt mithilfe von NADPH+H+.
— Die Umwandlung von Pregnenolon zu Progesteron ist die einzige, die nicht durch ein P450-Enzym erfolgt.

❯ P450-Enzyme sind Oxidoreduktasen mit einem zentralen Eisen-Ion, das oxidiert bzw. reduziert wird.

❯ Die 11β-Hydroxylase, die bei den anderen Steroidhormonsynthesen alleinstehend fungiert, ist in der ZG Teil der Aldosteronsynthase, die somit ein Multienzymkomplex aus drei Enzymen ist.

— Die letzte Oxidation ist namensgebend, denn dabei entsteht die Aldehydgruppe an Position 18.
— Zeitweise liegt das Hormon auch in einer Halbacetalform vor, die durch einen Ringschluss des Sauerstoffs am 11. C-Atom und der Aldehydgruppe entsteht.

Sekretiertes Aldosteron hat keinen weiten Weg, denn sein Wirkungsfeld ist das Nierentubulussystem im Bereich der Sammelrohre, in dem es an zytosolische **Mineralocorticoidrezeptoren (MR)** bindet. Seine Affinität zu diesen ist deutlich höher als zu den ähnlichen Glucocorticoidrezeptoren, aber vergleichbar zur Affinität des Cortisols.

> Dieses hat jedoch eine deutlich geringere Wirkung, weil die Gewebe meist eine inaktivierende 11β-Hydroxysteroid-Dehydrogenase besitzen.

Der Komplex aus Aldosteron und MR wandert in den Nukleus ein und wirkt dort als Transkriptionsfaktor für Ionenkanäle des Tubulussystems. Die **ENaC** („epithelial Na^+ channels") im apikalen Teil der Sammelrohre befördern Na^+ aus dem Primärharn zurück in die Zelle. Von dort werden sie über die basolaterale $3Na^+$-$2K^+$-ATPase in das Blut transportiert. Das überschüssige Kalium wird über **ROMK** („renal outer medullary K^+ channel") in den Primärharn abgegeben. Die Kanäle ROMK und $3Na^+$-$2K^+$-ATPase bzw. ihre Genabschnitte sind Ziel des Aldosteron-MR-Komplexes.

Für die vermehrte Wirkung von ENaC wird die SGK1 (Serum/glucocorticoid regulated kinase 1) transkribiert. Diese Serin-Threonin-Proteinkinase phosphoryliert NEDD4-2, eine Ubiquitinligase, die dadurch von schon gebundenen ENaC dissoziiert. Somit sind die Kanäle nicht mehr zum proteosomalen Abbau markiert und können länger an ihrem Funktionsort verweilen.

> Effektiv wird der induzierende Kaliumspiegel gesenkt und mit dem Natrium Wasser resorbiert, sodass das Blutvolumen und der Druck steigen (■ Abb. 2.17).

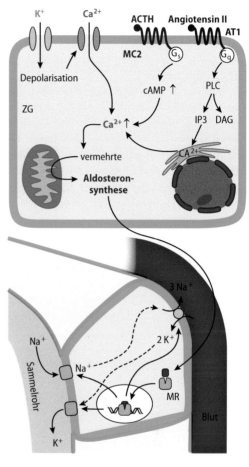

□ Abb. 2.17 Aldosteronkreislauf

■ **Pathobiochemie**

Die primäre Form des Hyperaldosteronismus ist das **Conn-Syndrom**, meist idiopathischer Genese (Hyperplasie ohne erkennbare Ursache), selten als Folge eines Adenoms. Symptome sind ggf. ein behandlungsresistenter arterieller Hypertonus, Hypokaliämie und/oder eine metabolische Alkalose, weil der Körper durch einen H^+-K^+-Antiport versucht gegenzusteuern. Oft sind die ersten Beschwerden diffuser.

Eine Therapie besteht je nach Ursache in der operativen Entfernung des Adenoms oder der medikamentösen Antagonisierung der Aldosteronwirkung. Analoga, die den

2

Rezeptor ohne Wirkung besetzen, sind Spironolacton und Eplerenon, die jedoch auch andere Steroidhormonrezeptoren besetzen und dadurch ein multiples Nebenwirkungsprofil verursachen.

Bei der Labordiagnostik auffällig ist, dass beim Conn-Syndrom nicht nur das Aldosteron im Plasma hoch ist, sondern Renin und folglich Angiotensine kaum bis gar nicht mehr sekretiert werden. Ein hoher Aldosteron-Renin-Quotient (ARQ) ist derzeit der sensibelste Parameter, um den primären Hyperaldosteronismus zu diagnostizieren.

Zona fasciculata

Cortisol ist sicher das meisterwähnte Molekül des Immunsystems. Es hat allerdings auch viele weitere Aufgaben und kann somit durch Mangel oder Überschuss schnell zu Erkrankungen führen.

> In der Zona fasciculata befindet sich eine besonders hohe Dichte an Melanocortinrezeptor 2 (MC2-Rezeptor), welcher das meiste von der Hypophyse ausgeschüttete ACTH bindet.

Vom mitochondrial gebildeten Pregnenolon gibt es zwei Wege zum fertigen Cortisol. Sie beinhalten immer eine dreifache Hydroxylierung und eine Oxidation mit NAD^+. Dabei ist die Reihenfolge der ersten Hydroxylierung und der Oxidation variabel.

Die 11β-Hydroxylierung ist der final aktivierende Schritt und begründet, warum eine lokale 11β-Hydroxysteroid-Dehydrogenase (11β-HSD) inaktivierend wirkt. Es gibt im menschlichen Körper zwei Isoformen der Dehydrogenase.

> Während die 11β-HSD2 aus bereits erläuterten Gründen in der Zona glomerulosa exprimiert wird (▶ Abschn. 2.4.1.1), können andere Gewebe inaktives Cortison durch die 11β-HSD1 überhaupt erst aktivieren.

Hier wirkt das Enzym also genau umgekehrt und reduziert mithilfe von $NADPH+H^+$.

Diesen Effekt macht man sich in der Therapie zunutze, denn man benötigt viel weniger systemisch zirkulierendes Cortison, um lokal hohe Wirkspiegel zu erreichen. Das ist besonders wichtig, weil der Organismus sensibel auf Hypercortisolismus reagiert. Die aktivierende 11β-HSD1 kommt hauptsächlich in der Leber, den Adipozyten, den Keimdrüsen und dem Hirn vor, aber auch in der Haut und eben in Zellen des Immunsystems.

Im Blut wird Cortisol zu drei Vierteln an **Transcortin (Corticosteroid binding globulin, CBG)** gebunden transportiert.

> Der Glucocorticoidrezeptor an den Zielzellen wird vom Cortisol noch höher affin angesteuert als der Mineralocorticoidrezeptor.

Dieser liegt wiederum intrazellulär und erfüllt je nach Gewebe unterschiedliche Funktionen, die alle über eine veränderte Transkription gesteuert werden.
- In der Leber kommt es zu vermehrter Gluconeogenese – bei Stress, dem universellen Aktivator, wird Energie benötigt.
- Damit die Gluconeogenese Substrat erhält, wird in den Adipozyten die Lipolyse eingeleitet, in den anderen Geweben die Proteolyse.
- Die fertig synthetisierte Glucose verursacht einen Anstieg des Blutzuckerspiegels, einer der pathogenetischen Faktoren des Diabetes mellitus Typ 2.

> Physiologisch sorgt es jedoch für die normwertige Aufrechterhaltung der Serumblutglucose über Zeiträume von Nahrungskarenz wie z. B. im Schlaf.

Das erklärt auch, warum die höchsten Cortisolspiegel am Morgen durch die zirka-

diane Rhythmik des CRH und ACTH erzeugt werden. Die Enzyme, die vermehrt
transkribiert werden, sind vor allem Pyruvat-
Carboxylase, die Phosphoenolpyruvat-
Carboxykinase, die Fructose-1,6-bisphos-
phatase, die Glucose-6-phosphatase und die
hormonsensitive Lipase.

Im Gehirn antagonisiert Cortisol zirkadiane Rhythmen, in akuten Stresssituationen
von Nutzen, langfristig gesehen Ursache
von hormonalen Dysregulationen und De-
pression. Immunologisch kommt es zu einer
Inhibition proinflammatorischer Zytokine.
Diese werden durch das IκB, den Inhibitor
des NFκB (Nuclear factor of Kappa light
polypeptide gene enhancer in B-cells) erzeugt. IκB assoziiert automatisch mit NFκB
und verhindert so, dass NFκB als
Transkriptionsfaktor proinflammatorischer

Gene wirken kann. Durch Cortisol wird so-
wohl mehr IκB synthetisiert als auch dessen
Abbau durch die IκB-Kinase vermindert
(◻ Abb. 2.18).

■ Pathobiochemie
Das **Cushing-Syndrom** ist eine gefürchtete
Folge von therapeutisch verabreichtem Cortisol, das einen **primären Hypercortisolismus**
auslöst. Heute kann man die Risiken deutlich besser abschätzen als früher. So weiß
man, dass eine über wenige Tage verab-
reichte hohe Dosis weniger gefährlich ist
und allgemein die sogenannte Cushing-
Schwelle (abhängig von Alter und Ge-
schlecht) einen guten Richtwert gibt. Auch
lokal auf die Haut oder in die Lunge verab-
reichte Cortisolpräparate bergen ein gerin-
ges Risiko. Endogen tritt ein Cushing-

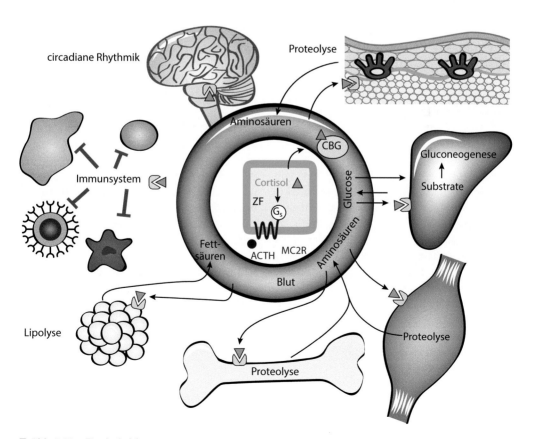

◻ **Abb. 2.18** Cortisolwirkungen

2

Syndrom sehr selten auf, dann durch Tumoren oder sekundären Hypercortisolismus auf Ebene des ACTH.

Die Symptomatik des Cushing ist eindrücklich mit Stammfettsucht, Mondgesicht, atropher Haut, Osteoporose, gestörter Glucosetoleranz bis zum Diabetes mellitus Typ 2 und arterieller Hypertonie. Therapeutisch richtet sich das Schema wieder nach der Ursache, das heißt, beim iatrogenen Syndrom müssen die Medikamente so schnell wie möglich, aber so langsam wie nötig ausgeschlichen werden. Denn durch den hohen Hormonspiegel sind CRH und ACTH so weit gehemmt, dass der Patient sonst direkt in die Nebennierenrindeninsuffizienz (NNRI) rutschen könnte. Bei Tumoren ist eine Entfernung oder Bestrahlung angestrebt. Dadurch kann wiederum eine in Kauf zu nehmende NNRI entstehen, die dann medikamentös ausgeglichen werden müsste.

Ein isolierter **Hypoaldosteronismus** oder **Hypocortisolismus** tritt außerordentlich selten auf.

> ❯ Was jedoch häufiger vorkommt, ist eine Nebennierenrindeninsuffizienz, auch genannt Morbus Addison.

Die Erkrankung kann bei plötzlichem Verlust der kompletten Hormonsynthese akut lebensbedrohlich werden, dann spricht man von einer Addison-Krise. Es kommt zu Hypoglykämien, Hypotonie, Hypokaliämien und -natriämien. Die fehlende Rückkopplung löst reaktiv hohe ACTH- und α-MSH-Spiegel aus, denn es wird undifferenziert mehr POMC synthetisiert. Die Patienten fallen deswegen durch eine Hyperpigmentierung der Haut auf. Therapeutisch müssen lebenslang die fehlenden Hormone substituiert werden.

Zona reticularis

Die Androgensynthese der Zona reticularis ermöglicht, dass beide Geschlechter das für ihre Entwicklung wichtige Testosteron syn-thetisieren können. Männer haben eine zweite Quelle in den Leydig-Zellen der Testes. Testosteron ist aber nur das bekannteste der Androgene, seine Vorstufen DHEA (Dehydroepiandrosteron) und Androstendion haben auch schon hormonelle Aktivität.

> ❯ Am weitaus wirksamsten ist jedoch das Dihydrotestosteron, das durch eine nachträgliche Reduktion des Testosterons entsteht.

Das ACTH der Hypophyse bindet auch hier wieder an seinen passenden Rezeptor und sorgt so für eine pulsatile Freisetzung der Androgene mit der höchsten Konzentration in den frühen Morgenstunden. Von der Nebennierenrinde werden hauptsächlich die schwächeren Androgene DHEA und DHEAS (Dehydroepiandrosteronsulfat) ausgeschüttet, Letzteres hat durch seine Sulfatierung eine deutlich längere Halbwertszeit. Transportiert werden sie im Blut mit dem **Sexualhormon-bindenden Globulin (SHBG)** an verschiedenste Gewebe mit **Androgen-Rezeptor (AR)** (◘ Abb. 2.19).

Wichtig ist Testosteron besonders für die fetale Ausbildung der Geschlechtsorgane und die Pubarche (Ausbildung der Schambehaarung mit Beginn der Pubertät). Auch der Muskelaufbau wird stimuliert, weswegen Testosteron gerne als illegales Anabolikum verwendet wird. Geschieht dies zu früh, wird damit jedoch das Längenwachstum der Knochen beeinträchtigt, das unter normalen Androgenspiegeln unterstützt wird. Bei der geschlechtsreifen Frau sind die Androgene unverzichtbare Vorläufer des Östradiols, während beim Mann über 90 % von den Leydig-Zellen synthetisiert werden und die Zona reticularis nur noch eine untergeordnete Rolle spielt.

2.4.2 Nebennierenmark

Das dichte Gewebe aus großen chromaffinen Zellen synthetisiert umgekehrt zu den

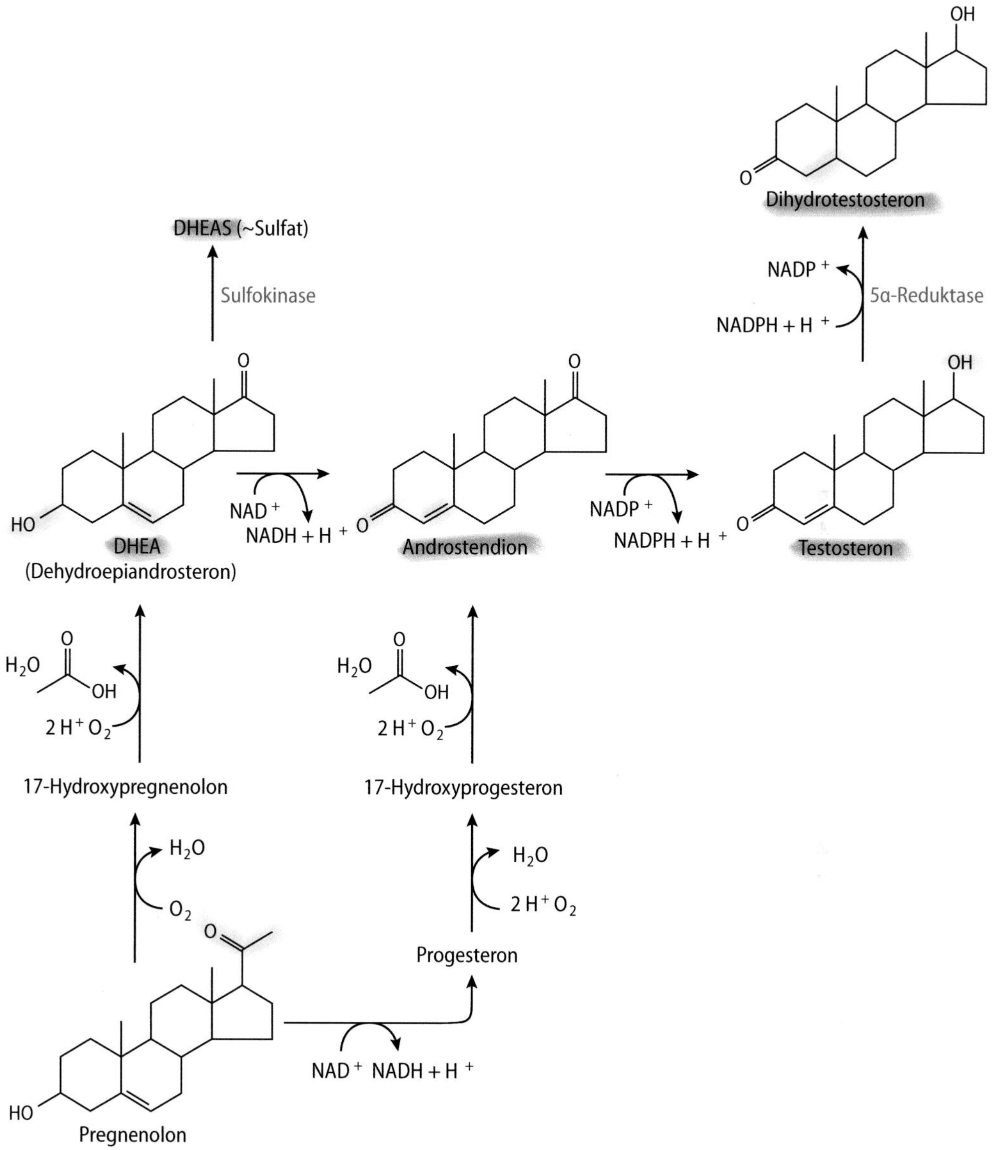

Abb. 2.19 Aktive Formen der Androgene

Neuronen hauptsächlich Adrenalin und weniger Noradrenalin in etwa dem Verhältnis 80:20.

> Chromaffin beschreibt die Eigenschaft, dass katecholaminreiche Zellen (in Vesikeln gespeichert) gut von oxidativen Stoffen angefärbt werden können.

Die Zellen sind also die reinste Katecholaminfabrik. Durch sie wird der gesamte Organismus in den Fight-or-Flight-Modus versetzt, vorausgesetzt es kommt zu einer Stimulation. Diese erfolgt durch sympathische Neurone, die Acetylcholin als Neurotransmitter verwenden. Das unterstützt die Betrachtung des Nebennierenmarks als ent-

2

ferntes und konzentriertes zweites Neuron des Sympathikus.

- Die membranständigen nikotinergen Acetylcholinrezeptoren sorgen für einen Ca^{2+}-Anstieg in der Zelle, der die Tyrosinhydroxylase und die Dopaminhydroxylase induziert.
- Das durch den Sympathikus ebenfalls stimulierte CRH triggert über seine Hypothalamus-Hypophysen-Achse die Cortisolsynthese, die die N-Methyltransferase induziert. Die einzelnen Syntheseschritte wurden bereits in Abschn. 1.2.3.3 erläutert.

Eine Trennung von Noradrenalin und Adrenalin produzierenden Zellen gibt es nicht, das Verhältnis ist einfach umgekehrt zur Neurotransmittersekretion, wo 80 % auf Noradrenalin entfallen.

❯ Die basalen 20 % in der Peripherie begründen sich in der deutlich geringeren Affinität des Noradrenalins zu den Rezeptoren. Nach jenen Rezeptoren lassen sich die Wirkungen an den Zielorganen am besten beschreiben (◻ Abb. 2.20).

> **Denkstütze**
>
> Kurzfristige Kreislaufsteigerung wird durch Adrenalin und Noradrenalin des Sympathikus bzw. des Nebennierenmarks hervorgerufen. Mittelfristig werden Blutdruck und Blutvolumen durch ADH der Neurohypophyse sowie Renin und Angiotensin der Niere angehoben und langfristig indirekt durch Aldosteron der Nebennierenrinde. Alle sind miteinander vernetzt, sodass aus einer kurzzeitigen Kompensation eine lange werden kann.

▪ **Pathobiochemie**

Auch im Nebennierenmark kann es zu Neoplasien kommen, die eine übermäßige Ausschüttung von Katecholaminen nach sich

ziehen. Das sogenannte **Phäochromozytom** ist in den meisten Fällen ein Adenom. Durch die hoch zirkulierenden Konzentrationen an Katecholamin kommt es zu einem extremen Anstieg des Blutdrucks, der sich phänotypisch von allen anderen Blutdruckkrisen unterscheidet. Bei anders verursachten Blutdruckentgleisungen wird die Haut vermehrt durchblutet, die Patienten sind gerötet. Anders beim Phäochromozytom, denn in der Haut findet durch α_1 eine Vasokonstriktion statt, sodass die Patienten sogar eher blass wirken. Bei lebensbedrohlichen Volumenmangelzuständen kennt man das Erscheinungsbild von vermehrt klebrigem Schweiß, blasser Haut, Tachykardie und primär kompensiertem Blutdruck. Das Phäochromozytom gaukelt dem Körber ebenjenes Szenario vor.

Adrenalin

Das methylierte biogene Amin verursacht einen beschleunigten Kreislauf, eine vertiefte Atmung, eine Verminderung der gastrointestinalen Aktivität und eine Weitstellung der Pupillen. Vermittelt werden all diese Effekte über verschiedene Rezeptoren.

❯ Es gibt drei Rezeptortypen, zu denen Adrenalin eine höhere Affinität halt als sein Strukturverwandter Noradrenalin: β_1, β_2 und α_2.

Die inhibitorischen Eigenschaften klassisch parasympathischer Organe werden durch **α_2-Rezeptoren** gehemmt, die in den präsynaptischen Endigungen des Parasympathikus eine G_i-Protein-gekoppelte Signalkaskade auslösen. So muss der aktive Sympathikus nicht zeitgleich an den Zielorganen gegen seinen Konkurrenten ansteuern, weil keine aktivierenden parasympathischen Impulse mehr ankommen.

❯ Am Herz ist die größtmögliche Dichte an β_1-Rezeptoren zu finden, sodass es zu erhöhter Kontraktilität, Frequenz, Regeneration und Signalübertragung

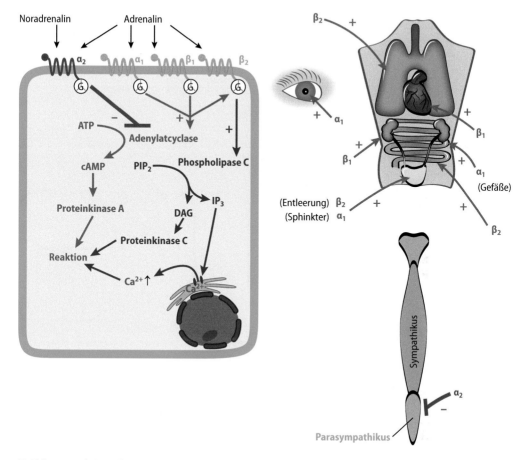

Abb. 2.20 Adrenalin- und Noradrenalinwirkungen

kommt (positiv inotrop, chronotrop, lusitrop und dromotrop).

Aber auch die Nieren und die Adipozyten besitzen β_1-Rezeptoren. Letztere stellen durch Lipolyse Energie bereit, die in der Leber umgesetzt werden kann, während in der Niere das RAAS aktiviert wird. Die juxtaglomerulären Zellen des Nierentubulussystems sitzen im Bereich des Vas afferens und können nach Stimulation – normalerweise ein Blutdruckabfall oder Hypoosmolalität des Blutes – Renin freisetzen. All diese Reaktionen lassen sich auf ein G_s-Protein zurückführen, das eine Steigerung des zytosolischen cAMP zur Folge hat.

Wohl am weitesten verteilt sind die β_2-**Rezeptoren**, die eine Bronchodilatation hervorrufen, periphere Gefäße dilatieren (wer kämpft, braucht eine gut durchblutete Muskulatur) und die Muskelarbeit erhöhen. Die aktivierenden Funktionen werden durch einen G_s-Protein-gekoppelten Mechanismus angestoßen. Außerdem wird die Darmmotilität und Harnblasenkontraktilität zusätzlich durch einen G_i-Signalweg herabgesenkt.

Noradrenalin

Der Vorläufer des Adrenalins hat durchaus seine Daseinsberechtigung. Zwar spricht auch das Adrenalin den α_1-Rezeptor affin

2

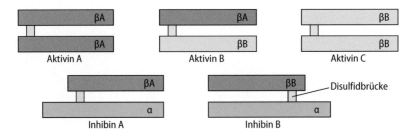

◘ Abb. 2.21   Inhibine und Aktivine

an, jedoch wie im ▶ Abschn. 2.4.2.1 erkennbar, kein bisschen selektiv.

❯ Noradrenalin spricht fast ausschließlich
α_1-Rezeptor an, was man sich in der Medizin gern zunutze macht.

Die Weitstellung der Pupillen (Mydriasis) ist
im Fluchtmoment nötig, um einen schnellen
Überblick zu gewinnen und wird durch
Kontraktion des M. dilatator pupillae ermöglicht. Die verminderte Durchblutung
der Haut und der Nieren ermöglicht die
Umverteilung des Blutvolumens auf lebens-
wichtige Organe und die Muskulatur. Auch
die Sphinkteren des Gastrointestinaltrakts
und der Harnblase erhöhen ihren Tonus. All
diese Kontraktionen werden durch einen stimulatorischen Reiz ausgelöst, der durch den
G_q-Protein-gekoppelten   Rezeptor   aufgenommen wird. Eine allgemeine Kontraktion der Gefäße durch Noradrenalin wird
pharmakologisch zur intensivmedizinischen
Blutdruckeinstellung genutzt.

2.5   Hormone der Keimdrüsen

❯ Angesteuert von den proteinogenen
Hormonen LH, FSH und HCG werden
in den Gonaden steroidale Hormone
produziert,   die   systemische   Aus-
wirkungen haben, deren Fokus jedoch
auf der Reproduktion liegt. Neben den
großen Modulatoren rücken auch zwei
andere Hormone immer mehr in den
Vordergrund: die Inhibine und Aktivine,

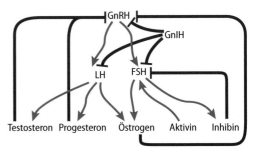

◘ Abb. 2.22   Regelkreislauf der Sexualhormone

Glykoproteine,   die   aus α-   und
β-Untereinheiten zusammengesetzt werden (◘ Abb. 2.21).

Sie werden sowohl in den Leydig- und Sertoli-Zellen der Testes als auch in den Granu-
losa- und späteren Gelbkörperzellen der
Ovarien synthetisiert. Die Konzentration
der Inhibine verhält sich genau gegenläufig
zum FSH-Spiegel, denn sie hemmen dessen
Aktivität. Die Aktivine sind hingegen Stimulatoren der FSH-Ausschüttung. Der
Aufbau der Glykoproteine kann sich unterschiedlich zusammensetzen, denn es gibt
Subtypen der Untereinheiten. Das Zusammenspiel der Sexualhormone kann in
einem Schaubild am besten nachvollzogen
werden (◘ Abb. 2.22).

2.5.1   Östrogene

Man könnte meinen, die Mehrzahl wäre hier
unangebracht, denn geläufig ist den meisten
nur das **Östradiol (E2)**. Doch es gibt noch

zwei weitere Östrogene, das **Östron (E1)** und das **Östriol (E3)**. Ihre Abkürzung mit E begründet sich in der englischen Schreibweise „estrogen".

❯ E2 ist das dominante Hormon und wird ab der Pubertät bis zur Menopause von den Theca-interna- und Granulosazellen der Ovarien synthetisiert.

Die Theca (externa und interna) ist eine Zellschicht, die mit den Granulosazellen als ein schützender Mantel um die eigentliche Eizelle liegt. Zusammen sind sie eine Einheit, ein Follikel.

— Während die Syntheseschritte bis zum Progesteron in beiden Zellen erfolgen können, ist die Lyase zum **Androstendion** nur in den Theca-interna-Zellen lokalisiert.

— Die **Aromatase** wiederum wird ausschließlich von den Granulosazellen exprimiert, sodass die beiden Zelltypen eine Symbiose eingehen.

— Während LH die Thecazellen über seinen LHR aktiviert, wirkt FSH auf die Granulosazellen.

❯ Beim Mann ist E2 ebenfalls in konstanten Dosen nötig, um die Spermiogenese und Reifung anzutreiben.

Dazu gibt es jedoch keine deklarierten Zellen, sondern die meisten gonadalen Gewebe des Mannes haben eine basale Aromatase-aktivität, die einen Teil des sowieso produzierten Testosterons umsetzt.

❯ E1 wird ab dem Moment vermehrt produziert, wenn der Vorrat an Eizellen sistiert und die Menopause eingetreten ist.

Es kommt dann nicht von den Keimdrüsen, sondern aus dem Fettgewebe, wo es in geringen Dosen auch beim Mann nachweisbar ist.

❯ E3 ist die wirkärmste Form und kommt nur in der Schwangerschaft in relevanten Dosen vor, wenn es von der Plazenta synthetisiert wird.

Alle drei Derivate können den Blutkreislauf nur gebunden an SHBG nutzen (◻ Abb. 2.23). Zielgewebe mit **Östrogenrezeptoren (ER)** sind das Endometrium, die Knochen, das Fettgewebe, die Prostata, die Hoden und viele weitere. Es gibt zwei Subtypen α und β, die einzeln, aber auch gemeinsam in Zellen auftauchen können. Sie haben je ein unterschiedliches Verteilungsmuster in den Geweben, ihre genaue Signaltransduktion ist jedoch noch nicht vollständig nachvollzogen. Die nukleären Signale sind langsam und führen teils erst nach Tagen zu einer veränderten Syntheserate, aber es gibt auch schnelle Signaltransduktionen im Zytosol. Auch das Gehirn hat Rezeptoren, die jedoch von im Gehirn synthetisierten Östrogenen angesprochen werden.

◻ **Abb. 2.23** Östrogenderivate

2

Die Wirkungen sind mannigfach:
- Die **Schleimhaut des Uterus** wird aufgebaut und sensibler für Oxytocin, sodass bei einer erfolgreichen Befruchtung die Einnistung erfolgen kann, die Brust wird zur Proliferation angeregt.
- Der **Knochen** wird aufgebaut, indem die Osteoblasten durch vermehrtes Vitamin D$_3$ stimuliert werden – die Knochendichtemessungen gerade bei postmenopausalen Frauen zur Prävention von Osteoporose sind heute beinahe Standard. Östrogenanaloga oder Östrogenrezeptormodulatoren sind klassische antiosteoporotische Therapeutika.
- Auch die **Blutgerinnung** wird beeinflusst, es kommt schneller zu Thrombosen, weil mehr Gerinnungsfaktoren synthetisiert werden. Dies ist der Grund, weswegen mehr Fokus bei der Abwägung des individuellen Thromboserisikos erfolgen muss, wenn die Pille verschrieben werden soll. Die meisten Antibabypillen beinhalten sowohl Östrogenderivate als auch Gestagene (Progesteronanaloga).

2.5.2 Progesteron

> Progesteron ist nicht nur Ausgangsmolekül aller anderen Steroidhormone, sondern hat selbst auch Aktivität.

Für den weiblichen Zyklus ist diese sogar essenziell. Es wird nach dem Eisprung und Ausbleiben der Befruchtung vom Gelbkörper produziert. Dieser setzt sich zusammen aus den ehemaligen Theca- und Granulosazellen, die ihre Lyase bzw. Aromataseaktivität verlieren.

> Seine Wirkung kann allgemein als antiöstrogen beschrieben werden.

Im normalen Zyklus steigt es in der zweiten Zyklushälfte an, denn es würde im Falle einer Befruchtung und Einnistung die Schwangerschaft aufrechterhalten. Dazu

verdickt es den Cervixschleim und unterstützt die weitere Ausbildung des Endometriums, bis sich die Plazenta ausbildet. Kommt es nicht zu einer Befruchtung, wird der Gelbkörper Stück für Stück abgebaut, die Progesteronkonzentration sinkt und die anderen Hormone leiten wieder die erste Zyklushälfte ein.

> In der Schwangerschaft übernimmt die Plazenta die Progesteronsynthese.

Rezeptoren kommen außerdem in der Mamma vor und unterstützen dort die Proliferation. Reine Gestagenpillen sind die einzigen zugelassenen hormonellen Verhütungsmittel für Stillende, weil sie die Laktation der Mamma nicht beeinflussen.

2.5.3 Testosteron

Über die Synthese und allgemeine Funktion des Testosterons wurde schon genug geschrieben, nichtsdestotrotz hat das Hormon beim Mann noch einmal eine ganz besondere Rolle inne. Stimuliert wird die Synthese in den Gonaden nicht mehr über ACTH, sondern über LH, denn die Synthese soll die Fortpflanzung ermöglichen. Sowohl LH als auch GnRH werden als negatives Feedback gehemmt.

> Von den Leydig-Zellen wird mehr Testosteron und Dihydrotestosteron (DHT) ausgeschüttet als von der Zona reticularis.

> DHT entsteht aber meist erst in den Zielgeweben, die eine 5α-Reduktase besitzen, um die Intensität der Wirkung zu steigern, denn es bindet deutlich fester an die Androgenrezeptoren.

Die Hauptzielzellen befinden sich in direkter Nähe, es sind die Sertoli-Zellen. In ihnen wird durch vermehrte Transkription die Spermiensynthese gefördert. Dazu produzieren die Sertoli-Zellen das **Androgen-**

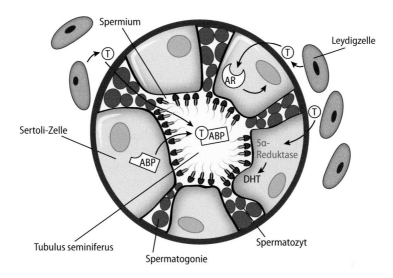

○ **Abb. 2.24** Testosteronwirkung. Sekretiert von den Leydig-Zellen um die Tubuli seminiferi gelangt Testosteron *(T)* in die Sertoli-Zellen oder kommt gebunden an das Androgen-Bindende Protein *(ABP)* im Tubulus vor

bindende Protein (ABP), welches das Steroidhormon hydrophiler macht, damit es direkt in den Tubuli seminiferi wirken kann. Dieser Effekt wird unterstützt, sodass die Spermien ausreichend transportiert werden können, indem auch die Aktivität der Prostata und der Glandula vesiculosa abgestimmt wird (○ Abb. 2.24).

Ein Teil des Testosterons gelangt nach wie vor in die Peripherie und löst dort die bekannten Effekte der Proteinsynthese und anabolen Stoffwechselwirkung aus. Die höheren Blutserumspiegel beim Mann erlauben deswegen einen schnelleren Muskelaufbau bei ausreichender Substitution und körperlicher Aktivität. Hohe Testosteronkonzentrationen bei Frauen führen zu einem muskulöseren (maskulineren) Phänotyp.

2.6 Pankreas

Das Pankreas ist eines der empfindlichsten Organe des Organismus. Es hat sowohl exokrine als auch endokrine Funktionen. Die exokrinen Acinuszellen, welche den Löwenanteil des Gewebes ausmachen, synthetisieren die Verdauungsenzyme des Gastrointestinal-

traktes, wie z. B. Lipasen, Peptidasen, Nukleasen, Amylasen etc.

❯ Die endokrinen Hormone Insulin und Glucagon werden in den Langerhans-Inseln, kleinen Verbänden von α- und β-Inselzellen, synthetisiert.

Über den Blutkreislauf müssen beide Hormone je nach Stoffwechsellage in beinahe jede Zelle des Körpers gelangen, damit diese mit Energie versorgt werden können. Ausnahmen davon sind Erythrozyten, Neurone, die Leber und die Inselzellen. Sie müssen unter jeder Bedingung fähig sein, ihre Aufgaben zu erfüllen: Glucose bereitzustellen oder für ihre lebenswichtigen Funktionen zu verbrauchen.

❯ Dazu haben sie insulinunabhängige Glucosetransporter (GLUT) (○ Tab. 2.3).

Noch einmal deutlich geringer in ihrer Zahl kommen **δ-** und **PP-Zellen** vor, die Somatostatin und pankreatisches Polypeptid sekretieren. Beide sind zwar endokrine Hormone, wirken aber auf die Freisetzung der exokrinen Drüsen des Pankreas (○ Abb. 2.25).

2

2.6.1 Insulin

> Das aus zwei Peptidketten zusammen-gesetzte Hormon ist der universelle Reiz für Zellen, dass eine anabole Stoff-wechsellage vorliegt.

Synthetisiert in den β-Inselzellen nach der Aufnahme von Glucose, wird Insulin aus

Vesikeln in den Blutstrom sekretiert. Das Peptidhormon wird aus einem einzigen Prä-Prohormon heraus generiert, das 110 Aminosäuren umfasst.

- Die N-terminale Signalsequenz ver-bringt **Prä-Proinsulin** in das endo-plasmatische Retikulum, wo es zu **Pro-insulin** gespalten wird. Dieses besteht aus einer A- und einer B-Aminosäurekette, die noch über eine C-Aminosäuresequenz verbunden sind.

> Zwischen der A- und B-Kette bilden sich zwei Disulfidbrücken aus, und eine wei-tere entsteht innerhalb der A-Kette selbst.

- Mit dem C-Peptid umfasst das Molekül 86 Aminosäuren und wird noch als sol-ches durch den Golgi-Apparat zu-sammen mit **Zink** in die exkretorischen Vesikel verpackt.
- Das 33 Aminosäuren zählende C-Peptid wird erst dann abgespalten, sodass es bei der Sekretion des Insulins in äqui-molaren Mengen nachweisbar ist. Seit dieser Erkenntnis wird es mehr und mehr

◻ **Tab. 2.3**   GLUT-Transporter

GLUT	Abhängig von Insulin	Gewebe
1	–	Erythrozyten, ZNS, β-Zellen des Pankreas
2	–	Darmepithel, Leber, Nierenepithel
3	–	ZNS
4	Ja	Adipozyten, Muskulatur
5	–	Fructosetransporter in Darm, Niere und Spermien

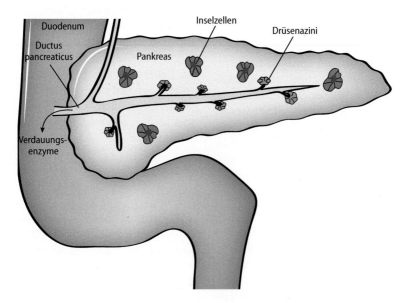

◻ **Abb. 2.25**   Aufbau des Pankreas

zur Diagnostik herangezogen, denn es ermöglicht die Messung der körpereigenen Insulinsekretion selbst unter einer Insulintherapie.

Bei Patienten mit ausgeprägtem, insulinpflichtigem Diabetes, aber Restfunktion des Pankreas, ist dies besonders hilfreich. Das Zink ermöglicht eine Komplexierung der Insulinmoleküle zu Hexameren, die entsprechend langsamer in ihre wirksamen Monomere zerfallen, was einen späteren Wirkeintritt zur Folge hat. Dieser Depoteffekt wird bei Langzeitinsulinen standardmäßig eingebunden (◻ Abb. 2.26).

Die Freisetzung des Insulins zu kennen, ist unverzichtbar für das Verständnis des Energiestoffwechsels.

- Wird von den β-Zellen über den insulinunabhängigen GLUT-1-Transporter Glucose aufgenommen, so kommt es zur Glykolyse mit letztendlichem Anstieg der ATP-Konzentration in der Zelle.
- Steigt der ATP/ADP-Quotient über einen kritischen Wert, so werden ATP-abhängige Kaliumkanäle geschlossen und es kommt zu einer Depolarisation der Zelle.
- Spannungsabhängige Calciumkanäle werden geöffnet.
- Die hohe intrazelluläre Ca^{2+}-Konzentration stimuliert die Sekretion der Insulinvesikel.
- Im Blut hat das Hormon eine Halbwertszeit von maximal einer Viertelstunde, bevor eine **Protein-Disulfid-Reduktase** (auch Glutathion-Insulin-Transhydrogenase) es abbaut.
- Bindet das Insulin an seinen Rezeptor, so findet der Abbau im Lysosom der Zielzelle nach Internalisierung des Insulin-Rezeptor-Komplexes statt.

> Insulin sorgt dafür, dass die Blutglucosekonzentration möglichst nicht die 6 mmol/l, vor allem aber nicht die 10 mmol/l übersteigt, ab welcher eine Glucosurie aufgrund des osmotischen Drucks auftreten würde.

In die insulinabhängigen Zellen gelangt Glucose über GLUT-4, wofür jedoch erst der Insulinrezeptor von einem Molekül gebunden und dimerisiert werden muss, damit es zum intrazellulären Signal kommt.

- **Insulinrezeptoren** sind Rezeptor-Tyrosinkinasen bestehend aus einem Tetramer – zwei extrazelluläre Anteile und zwei transmembranäre Anteile mit der Tyrosinkinaseaktivität.

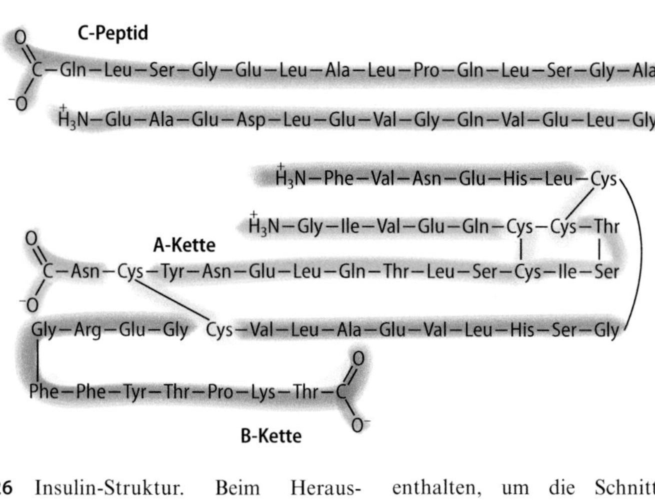

◻ **Abb. 2.26** Insulin-Struktur. Beim Herausschneiden werden je zwei basische Aminosäuren zwischen den Ketten entfernt. Sie sind im Prohormon enthalten, um die Schnittstellen zu markieren. A-Kette 21 AS + 2 + C-Peptid 31 AS + 2 + B-Kette 30 AS = 86

2

– Nach der Autophosphorylierung wird die **Proteinkinase B** (PKB) aktiviert, die auch die **Phosphodiesterase 3B** (PD3B) stimuliert.
– Über die PKB werden in Vesikeln gespeicherte GLUT-4 an die Zellmembran verbracht, um ihre Tätigkeit aufzunehmen.

❯ Durch verschiedenste kleine Signalstoffe werden wichtige Enzyme der Glucose-homöostase phosphoryliert. Bei manchen führt das zu Aktivierung (anabole Enzyme), bei anderen zu Inaktivierung (katabole Enzyme).

– So wird die **Glykogensynthase a** enthemmt, weil die Glykogensynthase-kinase 3 inhibiert wird.
– Zusätzlich wird die **Proteinphosphatase 1** disinhibiert, weil sein Inhibitor ebenfalls inaktiv wird. Dies geschieht jedoch über die PD3B, die über einen Abbau des cAMP die Proteinkinase A (PKA) in Ruhestand versetzt.
– Ohne die PKA können die nachfolgenden Enzyme nicht mehr phosphoryliert werden, was den **Proteinphosphatase-1-Inhibitor** und die **Phosphorylase-Kinase** hemmt.
– Schließlich wird damit die **Glykogen-phosphorylase** inaktiviert, die normalerweise den Abbau des Glykogens einleitet. Das unterstützt die Glykogensynthese durch die Glykogensynthase a (◻ Abb. 2.27).

Die Glykolyse wird allgemein sowohl über die steigende Glucosekonzentration als Feedforward-Loop gesteigert als auch über die erhöhte Synthese von Fructose-2,6-bisphosphat durch die Phosphofructoki-nase 1. Gegenläufig wird die Gluconeo-genese gehemmt. Abgesehen davon wird die Lipidsynthese als andere Speichermöglichkeit ebenfalls durch Stimulation der Acetyl-CoA-Carboxylase und Expression der Fettsäure-Synthase unterstützt. Die Lipo-lyse wird folglich unterbunden. Ein weiterer Effekt des Insulins ist die gesteigerte Aktivität der $3Na^+$-$2K^+$-ATPase, denn es ist letztlich mehr ATP vorhanden.

■ **Pathobiochemie**

❯ Kommt es zu einer fehlenden Signal-wirkung durch Insulin, weil es nicht mehr synthetisiert wird (Diabetes melli-tus Typ 1) oder weil seine Rezeptoren unsensibel gegenüber dem Reiz sind (Diabetes mellitus Typ 2), so entwickeln insulinabhängige Zellen einen Energie-mangelzustand.

Bei einem absoluten Mangel, der oft durch Autoantikörper gegen die Inselzellen z. B. nach einem Infekt entsteht, hat der Körper die Möglichkeit, Ketonkörper als Energie-substrat zu verwenden.
– Da keine Signale mehr zur Hemmung der Lipolyse und zum Aufbau von Fetten ankommen, wird das Fettgewebe überall abgebaut.
– Es wird in die Leber verbracht, wo es zur β-Oxidation und Ketonkörpersynthese genutzt wird, außerdem wird die Gluco-neogenese und Glykogenolyse enthemmt.
– Auf lange Sicht entwickelt der Patient jedoch eine Ketoazidose aufgrund der sauren Nebenprodukte.
– Patienten haben in einem solchen Fall extrem hohe Blutglucosespiegel, eine Glucosurie und eine Dehydratation, denn der osmotische Druck der Glucose zieht Wasser aus den Zellen. Patienten leiden unter einem unstillbaren Durst-gefühl (Polydipsie).

Eine Überdosis an Insulin, wie sie nur bei insulinpflichtigen Diabetikern auftreten kann, stellt sich durch einen Mangel der ob-ligat glucoseabhängigen Gewebe dar – allem voran das Gehirn. Patienten haben Blut-zuckerwerte von unter 3 mmol/l, Bewusst-seinsveränderungen oder Agitationen und

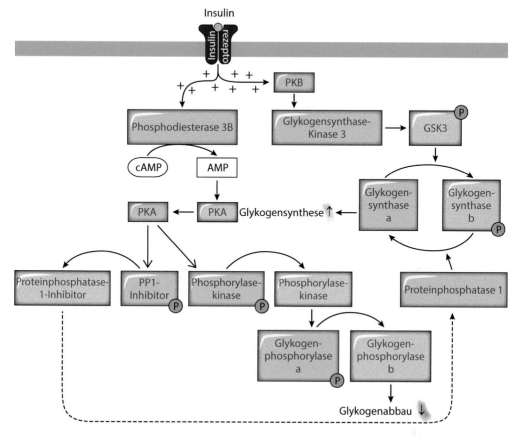

☐ Abb. 2.27 Insulinwirkungen

oft schlaganfallähnliche Beschwerden. Egal ob zu viel oder zu wenig, beide Zustände sind akut lebensbedrohlich und müssen schnellstens behandelt werden.

> ❯ Insulinresistenzen oder verminderte Sekretionen von Insulin gehen zwar auch mit hohen Blutzuckerspiegeln, Polydipsie und Polyurie (Glucosurie) einher, aber es entsteht keine Ketoazidose.

Man nennt das akute Krankheitsbild **hyperglykämes hyperosmolares Syndrom**.

- Die Lipogenese erfolgt weiterhin, es kommt also zu vermehrten Fetteinlagerungen und fehlenden Substraten für Ketonkörper. Eine Restsekretion von 10 % der normalen Insulinsekretion (70–700 pmol/l) reicht noch aus, um die Lipolyse zu unterbinden.
- Die Leber synthetisiert mehr Glucose über Glykogenolyse und Gluconeogenese, welche nicht mehr ausreichend gehemmt wird, was den Serumglucosespiegel weiter auf Werte von über 30 mmol/l steigen lässt.
- Durch die intrazelluläre Dehydratation kommt es ebenfalls zu Elektrolytstörungen.

> ❯ Bei beiden hyperglykämen Krankheitsbildern ist die rettende Therapie Insulin.

Was jedoch beachtet werden muss, sind einerseits der massive Flüssigkeitsverlust, andererseits die damit einhergehenden Elektrolyt-

2

störungen. Da Insulin die 3Na$^+$-2K$^+$-ATPase ankurbelt, gelangt mehr Kalium in die Zellen. Bei Hyperkaliämien ein gerne genutzter Mechanismus (Gabe von Insulin und Glucoseinfusionen), bei Hyperglykämien gefährlich, denn es kann zu einer lebensbedrohlichen Hypokaliämie kommen. Eine Kaliumsubstitution ist regelhaft nötig, selbst bei initialen Hyperkaliämien. Auch ist bei einer zu schnellen Senkung der Blutglucosekonzentrationen mit einem Hirnödem zu rechnen, denn dort sinkt die Konzentration aufgrund der Insulinunabhängigkeit langsamer. Die Glucose im Hirn zöge Wasser aus der Peripherie Richtung Neurone.

2.6.2 Glucagon

Das zweite Peptidhormon aus den α-Inselzellen ist der Gegenspieler des Insulins.

❯ Sinkt der Blutzuckerspiegel unter einen kritischen Wert, wird Glucagon ausgeschüttet, um diesen wieder anzuheben.

Man kann sich daraus ableiten, dass seine intrazellulären Signalkaskaden in den Zielzellen beinahe exakt umgekehrt als Insulin wirken. Dem ist auch so, abgesehen von der Tatsache, dass man es hier nicht mit einer Rezeptor-Tyrosinkinase, sondern einem G$_s$-Protein-gekoppelten Rezeptor zu tun hat.

Glucagon wird in den α-Zellen des Pankreas ähnlich wie Insulin produziert.

- Sein **Prä-Proglucagon** wird in das endoplasmatische Retikulum hineinsynthetisiert und kurz danach bereits zum **Proglucagon** mit einer Länge von 160 Aminosäuren gekürzt.
- Im Verpackungsprozess des Golgi-Apparates wird an den basischen Signalsequenzen das fertige Glucagon bestehend aus 29 Aminosäuren herausgeschnitten.

Ähnliche Moleküle werden aus dem gleichen Genabschnitt nach unterschiedlicher Proteaseaktivität gebildet, beispielsweise das **Glucagon-like peptide 1** und **2 (GLP1/2)**. GLP1 ist trotz seines Namens ein Stimulus für die Insulinsekretion und ein Hemmer des Glucagons. Es wird von den enteroendokrinen L-Zellen ausgeschüttet und hat als **Inkretin** – Hormon, das die Verdauung beeinflusst – Funktionen wie die Verzögerung der Magenentleerung. Von den gleichen Zellen synthetisiert und sekretiert wird GLP2, das vor allem die Proliferation des gastrointestinalen Gewebes anregt und teils therapeutisch zur Anwendung kommt (❒ Abb. 2.28).

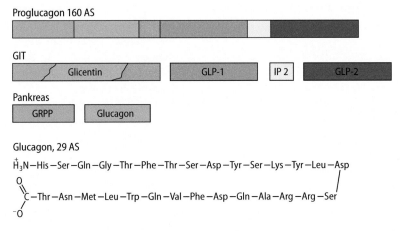

❒ **Abb. 2.28** Glucagon und die anderen Spaltprodukte des Proglucagons. Glicentin, IP2 (Inverting enzyme 2) und GRPP (Glicentin-related pancreatic polypeptide) sind nur Beispiele der anderen Spaltprodukte, die je nach Gewebe aus Proglucagon entstehen

Ähnlich dem Insulin, aber doch anders wird Glucagon sekretiert.

— Ein sinkender ATP/ADP-Quotient verschließt ATP-abhängige Kaliumkanäle, sodass es zur Depolarisation und der Öffnung spannungsabhängiger Calciumkanäle kommt.
— Die hohe intrazelluläre Calciumkonzentration stimuliert die Sekretion der Glucagonvesikel.
— Auch Aminosäuren, vor allem Arginin, erhöhen die Glucagonsekretion, in diesem Falle sogar zeitgleich mit Insulin, weil Insulin allein sonst eine Hypoglykämie auslösen könnte. Der Signalweg geht dann jedoch nach neueren Erkenntnissen eher über einen Anstieg des cAMP.
— Gehemmt wird Glucagon von den Stimulatoren des Insulins – hohen Blutglucosespiegeln und GLP1 (◘ Abb. 2.29).

Im Blut hat das Hormon eine Halbwertszeit von wenigen Minuten, folglich noch kürzer als Insulin. Basal werden etwa 5 pmol/l sekretiert, bei Bedarf kann der Wert auf bis zu 40 pmol/l steigen. Gelangt Glucagon an seinen Rezeptor, so kommt es zur stimulatorischen Signaltransduktion.

❯ Das System ähnelt stark dem der Katecholamine, was sich darauf begründet, dass beide im Prinzip das gleiche Ziel haben – eine Bereitstellung von Energie, die anderswo im Körper benötigt wird.

— Durch die Aktivierung der Proteinkinase A kommt es zum exakt gegenläufigen Effekt der Inhibition und Disinhibition von anabolen und katabolen Enzymen.
— Glucagon stimuliert die Glykogenolyse und Gluconeogenese, hemmt die Glykogensynthese, die Lipogenese und die Glykolyse der Leber. So wird von der Leber für das Blut und die Organe Substrat verfügbar gemacht (◘ Abb. 2.30).

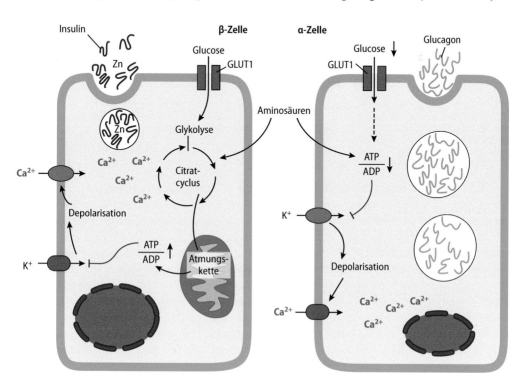

◘ **Abb. 2.29** Glucagonsekretion im Vergleich zur Insulinsekretion

2

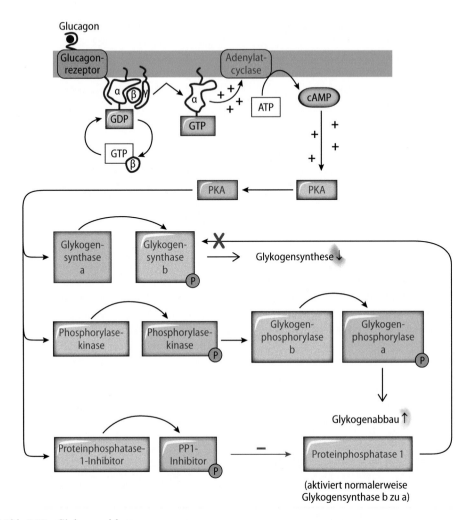

◘ **Abb. 2.30** Glukagonwirkungen

Bei hypoglykämen Patienten kann kurzfristig auch Glucagon verabreicht werden, um die Blutglucosekonzentration zu erhöhen. Es setzt jedoch voraus, dass die Patienten noch über hepatische Reserven verfügen, ein Lebergeschädigter würde davon also deutlich weniger profitieren. Auch ein akut durch Alkoholkonsum verursachter hypoglykämer Zustand spricht zumindest wesentlich schlechter auf Glucagon an.

2.7 Weitere Hormone

Abgesehen von den hier beschriebenen Hormonen gibt es auch noch jene des Gastrointestinaltraktes, wie **Gastrin** und **Cholecystokinin**, des Immunsystems, wie **Bradykinin**, und vieler weiterer Regelkreisläufe. Einige haben auch eher modulatorische Einflüsse auf andere Hormonwirkungen, wie z. B. **Substanz P**. Da das RAAS schon mehrfach erwähnt wurde und die hormonelle Blutdruckregulation sehr gut nachvollzogen ist, soll hier nur noch auf dafür wichtige Hormone eingegangen werden.

2.7.1 Atriales natriuretisches Peptid (ANP)

> Atriales natriuretisches Peptid ist der generelle Kontrahent des ADH – und beide werden aufgrund ihrer Abkürzungen gern verwechselt.

Produziert in Herzvorhöfen (atrial), wird das Hormon bei einem Dehnungsreiz (ergo genug Volumen und/oder Druck) der myokardialen Zellen ausgeschüttet. Das Prohormon von über 100 Aminosäuren Primärstruktur wird erst in den exkretorischen Vesikeln zum endgültigen 28 Aminosäuren umfassenden Hormon zurechtgeschnitten. Der Dehnungsreiz löst eine Depolarisation der Zellen aus, die einen Calciumeinstrom verursachen, dieser wiederum triggert die Sekretion der Vesikel.

Die Rezeptoren (NPR) haben intrazellulär eine Kinaseaktivität und dimerisieren, die Signaltransduktion erfolgt durch cGMP (▶ Abschn. 1.1.3).

> Die effektive Senkung des Blutdrucks kommt durch eine Verminderung des Blutvolumens zustande.

— Diese wird absolut durch eine gesteigerte Diurese und relativ durch gesteigerte periphere Durchblutung erreicht.
— In den Nieren kommen Rezeptoren in den Sammelrohren und den Vasa vor.
— Eine Dilatation unterstützt die reflektorische Erhöhung der glomerulären Filtrationsrate (GFR) und unterbindet die Reninfreisetzung.
— Die Salzausscheidung der Sammelrohre wird gesteigert, wodurch auch mehr Wasser ausgeschieden wird.
— Abgesehen von der Hemmung des RAAS von Beginn an wird auch die Aldosteronsynthese an der Zona glomerulosa inhibiert.

Strukturverwandte sind das **BNP (Brain natriuretic peptide bzw. B-Typ natriuretisches Peptid)**, benannt nach dem ersten Entdeckungsort, aber auch im Herzmuskel synthetisiert, und **CNP (C-Typ natriuretisches Peptid)**, welches tatsächlich mehr im Hirn vorkommt (◻ Abb. 2.31).

◻ Abb. 2.31 ANP und seine Strukturverwandten

2

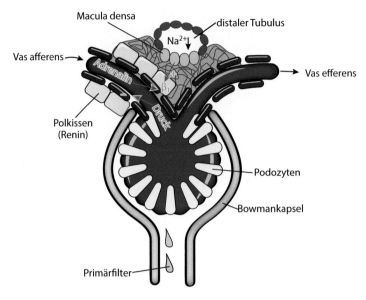

■ Abb. 2.32 Der Ort der Reninsynthese

2.7.2 Renin

Renin ist ein Protein mit Enzymaktivität, das eine Signalkaskade in Gang bringt. Der Beginn des RAAS kommt durch eine Erregung juxtaglomerulärer Zellen der Nieren zustande. Diese Zellen zwischen den Vasa, vor allem den Vasa afferentia, und dem distalen Tubulus reagieren auf Blutdruckschwankungen, Änderung der Osmolalität und β-adrenerge Stimulation.

❯ Die Barorezeptoren reagieren sensibel auf einen Abfall der Nierendurchblutung.

Pathophysiologisch erklärt sich daher die Dauerstimulation des RAAS bei einer Nierenarterienstenose mit langfristig niedriger Perfusion.

— Fällt die Natriumkonzentration ab, registrieren die nahegelegenen Maculadensa-Zellen am Polkissen die Hypoosmolalität und stimulieren die Reninsekretion. β1-Rezeptoren werden durch Adrenalin zu einer stimulatorischen Signalkaskade aktiviert.

— Das Enzym steuert im Blut zirkulierendes Angiotensinogen an, das von der Leber synthetisiert wird.

❯ Das inaktive Glykoprotein wird zu seiner ersten Stufe, Angiotensin I gespalten (■ Abb. 2.32).

2.7.3 Angiotensin

Angiotensin ist nur noch ein zehn Aminosäuren zählendes Peptid, das noch keine Funktionalität aufweist, mit seiner Spaltung wird es lediglich für das nächste Enzym als Substrat attraktiv. **Angiotensin-Converting-Enzym (ACE)** wird vorwiegend im Endothel der Lunge synthetisiert und an der Zelloberfläche verankert.

❯ Zirkulierendes Angiotensin I wird in Angiotensin II umgewandelt, indem zwei carboxyterminale Aminosäuren abgespalten werden.

Das Oktapeptid kann endlich seine zwei Rezeptoren AT1 und AT2 angreifen. Diese sind G-Protein-gekoppelte Rezeptoren.

- **AT1**, der für die meisten Wirkungen verantwortlich ist, setzt nach Sekunden eine G_q-Signalkaskade in Gang.
- Nach längerer Zeit wird auch die MAPK- und JAK-STAT-Transduktion eingeleitet.
- An den Gefäßen kommt es ubiquitär zu einer Konstriktion, Aldosteron aus der Zona glomerulosa und ADH aus der Neurohypophyse werden sekretiert.
- Diese wirken wiederum spezifisch an den Nieren und erzeugen zusätzlich einen negativen Feedback-Loop zum Renin.

- Der **AT2** ist noch nicht hinreichend erforscht, es ist jedoch erwiesen, dass er antiproliferativ und in bestimmten Geweben sogar vasodilatativ wirkt.

Das RAAS greift das Problem der Hypotension also auf multiplen Wegen an und sorgt so unter physiologischen Bedingungen für eine balancierte Reaktion (◼ Abb. 2.33).

Abgesehen von Angiotensin I sind auch **Bradykinin** und **Substanz P**, ebenfalls Oligopeptide, Substrate des ACE (deswegen auch als Kininase II bezeichnet). Die beiden werden jedoch durch die Spaltung inaktiviert (◼ Abb. 2.34).

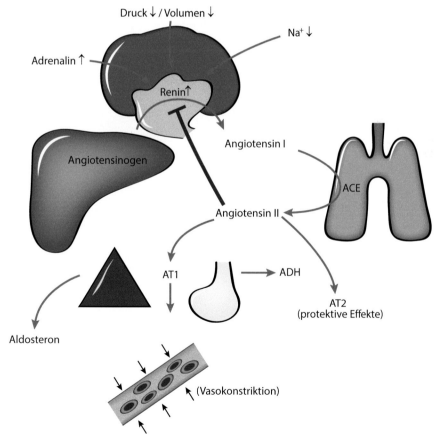

Druck↓ / Volumen↓

Na⁺ ↓

Adrenalin ↑

Renin↑

Angiotensin I

Angiotensinogen

ACE

Angiotensin II

AT1

ADH

AT2 (protektive Effekte)

Aldosteron

(Vasokonstriktion)

◼ **Abb. 2.33** Die Aktivierung und Wirkung des RAAS

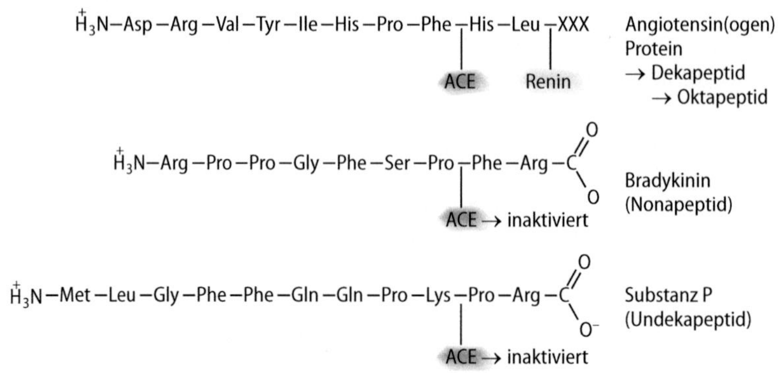

64   Kapitel 2 · Hormone

2

$\overset{+}{H}_3N-Asp-Arg-Val-Tyr-Ile-His-Pro-Phe-His-Leu-XXX$ Angiotensin(ogen)
Protein
→ Dekapeptid
→ Oktapeptid

ACE   Renin

$\overset{+}{H}_3N-Arg-Pro-Pro-Gly-Phe-Ser-Pro-Phe-Arg-C\overset{O}{\underset{O}{}}$ Bradykinin
(Nonapeptid)

ACE → inaktiviert

$\overset{+}{H}_3N-Met-Leu-Gly-Phe-Phe-Gln-Gln-Pro-Lys-Pro-Arg-C\overset{O}{\underset{O^-}{}}$ Substanz P
(Undekapeptid)

ACE → inaktiviert

Abb. 2.34 Substrate des Angiotensin-Converting-Enzyms

Bradykinin und Substanz P sind Entzündungsmodulatoren. Sie erhöhen die Gefäßpermeabilität, erzeugen eine Vasodilatation und steigern die Schmerzempfindlichkeit.

Werden sie durch ACE-Inhibitoren – Mittel der ersten Wahl zur medikamentösen Blutdrucktherapie – nicht mehr abgebaut, kann es zu allergischen Symptomen und dem bekannten ACE-Reizhusten kommen.

Blut

Inhaltsverzeichnis

© Springer-Verlag GmbH Deutschland, ein Teil von Springer Nature 2021
F. Harmjanz, *Biochemie - Regulation, Blut, Krankheitserreger*,
https://doi.org/10.1007/978-3-662-60268-3_3

3

Das Blut, poetisch nicht ohne Grund als „Saft des Lebens" umschrieben, ist das universelle Transportsystem des Körpers. Man kann es sich als eine Art Netzwerk vorstellen: Die Gefäße sind Bahngleise, manche sind Schnellverbindungen (arteriell), andere eher Ausweichstrecken für den Güterverkehr (venös). Das nebenherlaufende lymphatische System mit seinen Lymphknotenstationen kann man dann als Wartungsgleise und Reparaturhallen betrachten. Und schon erklärt sich, warum das eine nicht ohne das andere kann. Der Personenverkehr ist hochfrequent, viele sind Pendler – Erythrozyten, Leukozyten und Thrombozyten sind nur die drei grob eingeteilten Gruppen des Hämatokrits. Im Blutplasma finden sich noch viele weitere dauerhaft vorhandene Moleküle wie Gerinnungsfaktoren, Transportproteine, Ionen und Gase. Nicht dauerhaft, aber doch immer wieder kommen Hormone, Abbauprodukte und spezifische Immunglobuline mit auf Reisen. Die Hauptbestandteile des Blutes sollen in den folgenden Abschnitten anhand ihrer Aufgaben näher betrachtet werden.

3.1 Hämoglobin

Erythrozyten sind die Sauerstofftransporter, ohne die die Zellen nichts von all der Luft hätten, die wir tagtäglich einatmen. Die roten Blutkörperchen verdanken Namen, Farbe und Funktion einem großen Protein, dem Hämoglobin. Ein Mangel zeigt sich schnell, nicht nur im Blutbild, sondern auch in Müdigkeit und subjektiver Dyspnoe bei stabilen Sättigungswerten. Wie wir mit Hämoglobin ausgestattet sind, kann weitestgehend über die Nahrung gesteuert werden, vorausgesetzt, der Patient ist gesund und blutet nirgendwo.

> Das tetramere Protein setzt sich beim Erwachsenen aus zwei α- und zwei β-Ketten zusammen, die vier je zentrale Eisen-Ionen umwinden.

Die Anordnung der Eisen-Ionen und ihre Ladung (reduziert oder oxidiert) bestimmt die Funktionalität des gesamten Proteins – bei reduziertem Eisen können pro Hämoglobin bis zu vier Sauerstoffatome gebunden werden. In einem Erythrozyt kommen bis zu 300 Mio. Hämoglobin-Proteine vor, was bedeutet, dass bis zu 1,2 Mrd. Sauerstoffmoleküle von einem einzigen Erythrozyten transportiert werden könnten.

3.1.1 Synthese

Während der Globinanteil des Hämoglobins wie jedes andere Protein auch nach mRNA-Transkription im Nukleus und Translation im Ribosom hergestellt wird, verhält es sich mit dem Häm anders. Dieses ist ein Porphyrinringsystem, das mithilfe von verschiedenen Enzymen aufgebaut wird, vier davon befinden sich im Mitochondrium, vier im Zytosol.

Das Protein kann nicht von den Zellen aufgenommen werden, weswegen es in den kernlosen und zellorganellfreien Erythrozyten noch vor Abschluss der Erythropoese synthetisiert werden muss.

> Im Erythro- und Normoblast läuft die Hämoglobinsynthese auf Hochtouren, denn schon im Retikulozyten zersetzen sich die Zellorganellen und verlieren ihre Funktion.

Auch die Leber hat zwar die enzymatische Ausstattung, Häm zu synthetisieren, dieses ist jedoch den zahlreichen anderen Hämproteinen vorbehalten.

> Der erste und geschwindigkeitsbestimmende Schritt der Hämsynthese ist die Bildung von δ-Aminolävulinsäure (ALA) durch die ALA-Synthase (ALAS) (1).

– Diese benötigt Pyridoxalphophat als Cofaktor und agiert im Mitochondrium. Es gibt zwei Isoformen

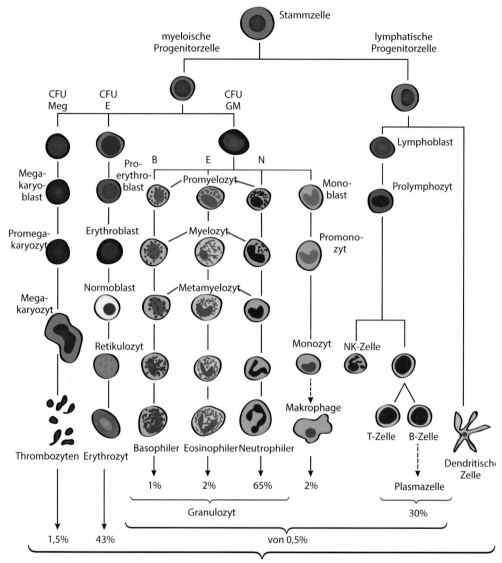

Stammzelle

myeloische Progenitorzelle

lymphatische Progenitorzelle

CFU Meg

CFU E

CFU GM

Lymphoblast

Mega-karyo-blast

Pro-erythro-blast

B E N

Promyelozyt

Mono-blast

Prolymphozyt

Promega-karyozyt

Erythroblast

Myelozyt

Promono-zyt

Mega-karyozyt

Normoblast

Metamyelozyt

Retikulozyt

Monozyt NK-Zelle

Makrophage

T-Zelle B-Zelle

Dendritische Zelle

Thrombozyten Erythrozyt

Basophiler Eosinophiler Neutrophiler

Plasmazelle

1% 2% 65% 2% 30%

Granulozyt

1,5% 43% von 0,5%

Hämatokrit 45% + Plasma 55% (Proteine 5%; Wasser, Nährstoffe, Elektrolyte 50%)

Abb. 3.1 Hämatopoese und Blutbestandteile. Die prozentualen Anteile sind Näherungen und variieren von Buch zu Buch. Vor allem die Konzentrationen der Immunzellen sind stark abhängig vom Gesundheitszustand des Einzelnen

des Enzyms: die ubiquitäre **ALAS1**, die durch hohe Hämoglobinkonzentrationen negativ rückgekoppelt wird, und die erythrozytäre **ALAS2**, die durch Erythropoetin und reduziertes Eisen stimuliert wird. Substrate sind Glycin und Succinyl-CoA, die in so großen Mengen vorhanden oder zumindest produzier-

bar sind, dass ihre Bereitstellung kein limitierender Faktor ist.

— Die nächsten vier Reaktionen erfolgen alle im Zytosol beginnend mit der Kondensation zweier ALA zu **Porphobilinogen** (2).

— Es tritt zum ersten Mal ein **Pyrrolring** auf, der mit drei weiteren Pyrrolringen

3

verbunden wird und dazu desaminiert werden muss (3).

- Das **Hydroxymethylbilan** ist eine Viererkette von Porphobilinogenen, die nun zum **Tetrapyrrolring** geschlossen werden soll (4).

❯ Achtung, dabei kommt es an der Bindungsstelle zu einer Drehung eines der Pyrrolringe, sodass zwei lange Seitenketten dicht beieinander liegen *(rot markiert)*.

- Das Uroporphyrinogen III ist das einzige biologisch wertvolle Isomer, während Uroporphyrinogen I normalerweise spontan gebildet würde, aber nicht weiter zum funktionalen Häm umgesetzt werden könnte. Die Aktivität der **Uroporphyrinogen-III-Synthase** unterdrückt die nichtenzymatische Umwandlung von Hydroxymethylbilan – bei einem Defekt würden Patienten einen Morbus Günther entwickeln (siehe unten, „Denkstütze").
- Das **Coproporphyrinogen III** entsteht durch Decarboxylierung aller vier kurzen Seitenketten (5) (◘ Abb. 3.2).
- Im nächsten Schritt werden nur noch zwei der langen Seitenketten gekürzt, und zwar jene, die nicht direkt nebeneinander liegen. Bei der oxidativen Decarboxylierung zu **Protoporphyrinogen IX** entstehen sogenannte **Methylengruppen** (6).

❯ Im nächsten Schritt wird das Molekül endlich farbig, denn es kommt zur vollständigen Ausbildung konjugierter Doppelbindungen.

- Dafür werden zwei gegenüberliegende sekundäre Aminogruppen zu Iminogruppen umgewandelt und es kommt zu einer Art Kettenreaktion von Umlagerungen der bereits vorhandenen Doppelbindungen.

- Außerdem werden durch die **Protoporphyrinogen-Oxidase** drei weitere Doppelbindungen – **Methinbrücken** – eingefügt (7).
- Der letzte Schritt ist das Einfügen des reduzierten Eisen-Ions durch die **Ferrochelatase** (8).

❯ Die zwei übrig gebliebenen Aminogruppen und die Stickstoffe der Iminogruppen wirken zusammen als Chelat und fixieren das Ion in ihrer Mitte (◘ Abb. 3.3).

Die Rotfärbung des Häms tritt bei der Absorption kurzwelligen Lichtes auf und hängt maßgeblich von dem Zustand des Eisen-Ions ab. So erscheint Methämoglobin mit einem oxidierten Eisen-Ion rotbräunlich. Aber auch die Beladung mit Sauerstoff beeinflusst die Farbe des ganzheitlichen Hämoglobins.

So werden also pro Hämoglobin die zwei α- und β-Globinketten (2-mal 141 Aminosäuren und 2-mal 146 Aminosäuren) je mit einem Häm verbunden.

❯ Dabei kommt es zu einer ganz bestimmten Anordnung der Aminosäuren um das Häm, sodass immer ein „proximales" Histidin direkt senkrecht über dem Eisen in seiner planaren Chelatbindung steht.

- Dieses Histidin sitzt in der α-Helix F an Position 8 (insgesamt 93. Aminosäure), denn die Globine bestehen aus acht verbundenen α-Helices.
- Wo es ein proximales Histidin gibt, muss auch ein distales vorhanden sein.

❯ Dieses liegt dem proximalen genau gegenüber, steigt aber nicht in die koordinativen Bindungen des Chelats mit ein und dient lediglich der Stabilisierung der Konformation unter Sauerstoffbindung.

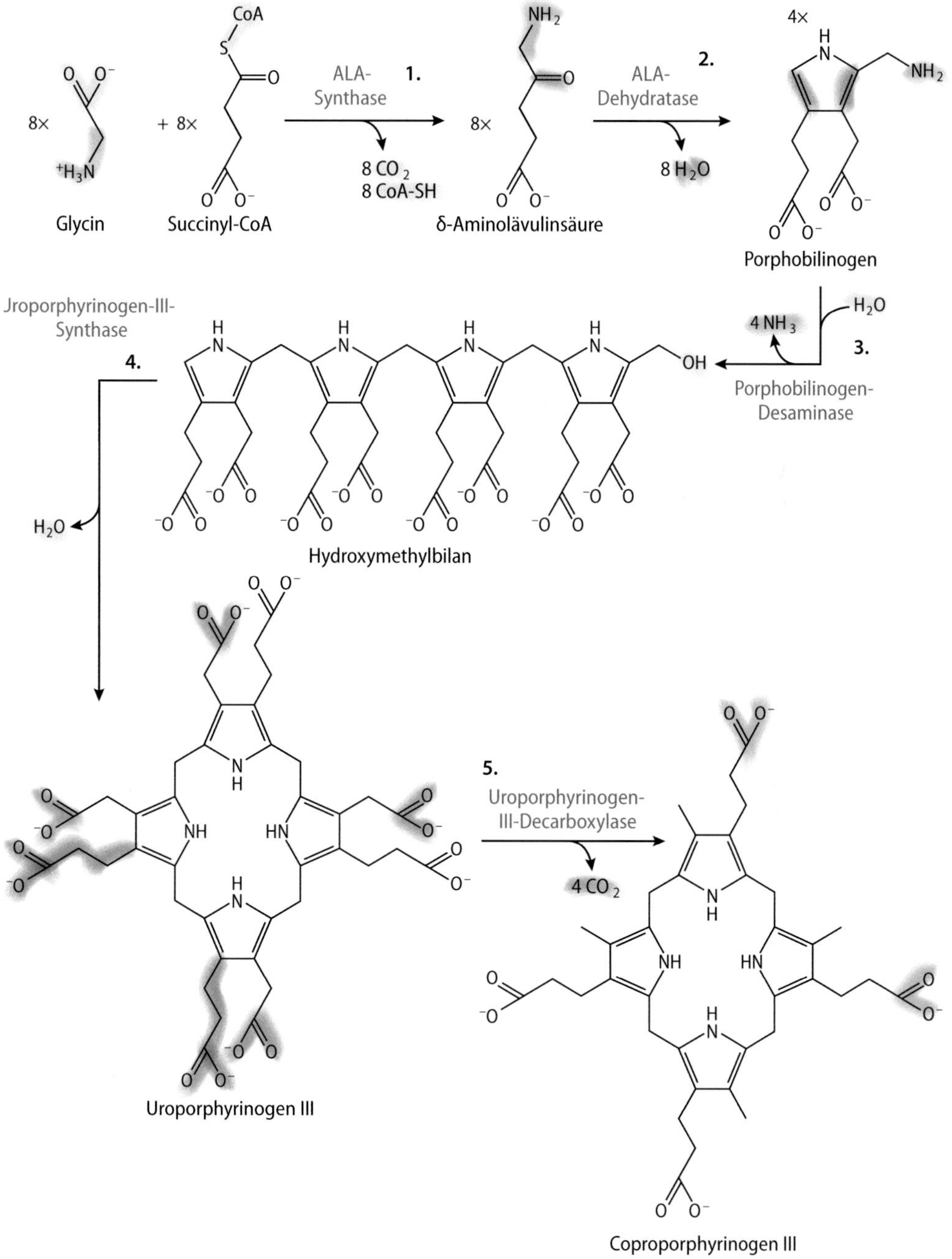

Abb. 3.2 Hämsynthese. Bei der Uroporphyrinogen-III-Synthase dreht sich ein Pyrrolring. Erst das Protoporphyrin erscheint farbig

— Es befindet sich an Position 7 der α-Helix E (insgesamt 64. Aminosäure).

Abgesehen von dem adulten Hämoglobin (HbA) gibt es auch andere Formen, wie das fetale Hämoglobin (HbF) oder Hämo-

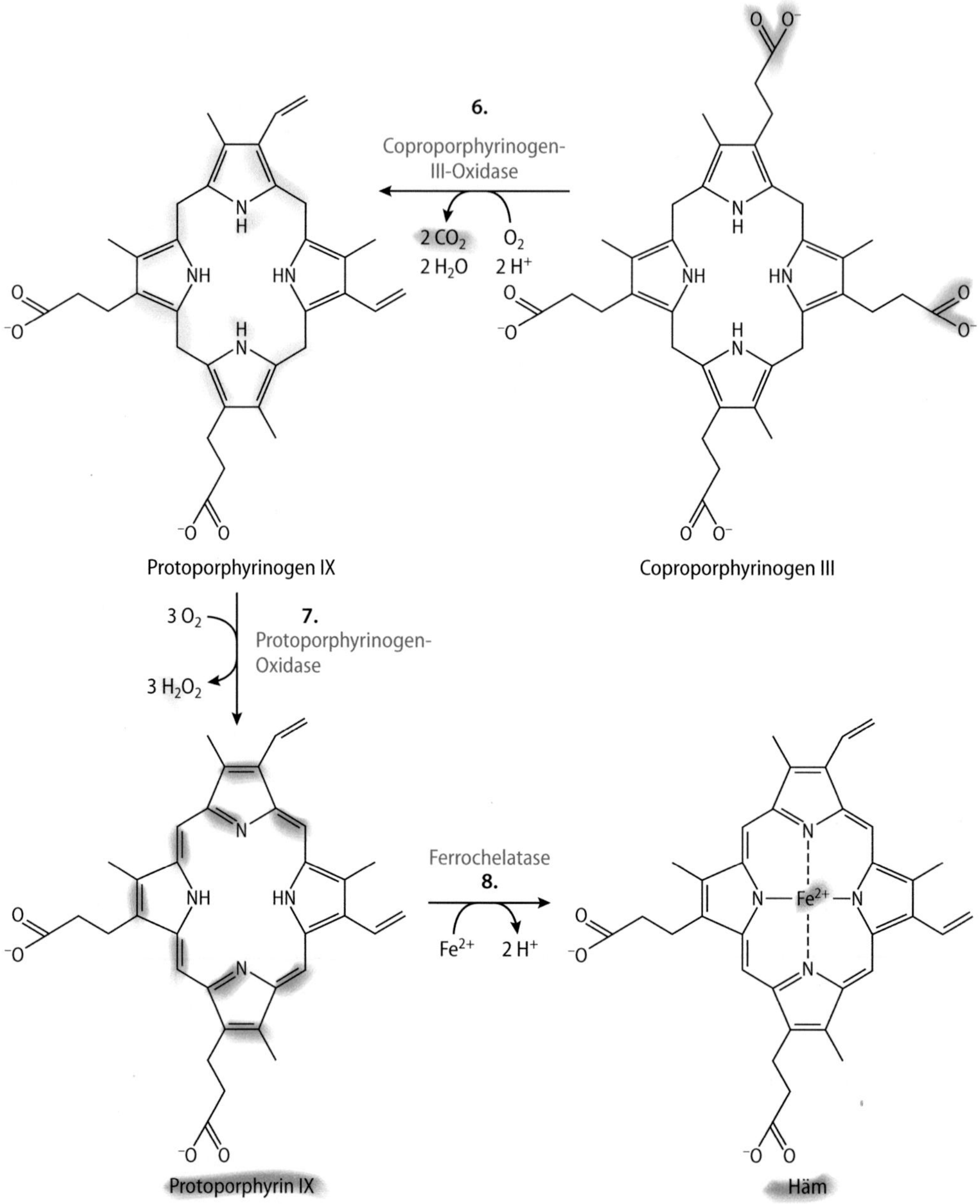

3

6.
Coproporphyrinogen-
III-Oxidase

2 CO$_2$ O$_2$
2 H$_2$O   2 H$^+$

Protoporphyrinogen IX

Coproporphyrinogen III

3 O$_2$ **7.**
Protoporphyrinogen-
Oxidase
3 H$_2$O$_2$

Ferrochelatase
8.

Fe^{2+} 2 H$^+$

Protoporphyrin IX

Häm

Abb. 3.3 Die Coproporphyrinogen-III-Oxidase färbt das Molekül erstmals. Die Stickstoffe des Häms wirken als Chelatbildner des Eisens

globine, die bei bestimmten Gendefekten auftreten. Dabei ändert sich nichts am Häm, sondern an den Globinketten.

❯ Fetales Hämoglobin besteht aus zwei α- und zwei γ-Ketten.

Es hat eine deutlich höhere Bindungsaffinität zu Sauerstoff, was für den Fetus enorm wichtig ist, um den Sauerstoff aus dem mütterlich plazentaren Blut gut zu binden. Unter der Geburt, sobald das Neugeborene das erste Mal Luft holt, gehen die Erythrozyten mit diesem Hämoglobin unter, bis nach 6 Monaten maximal noch 1 % daraus besteht – man nennt dies Trimenonreduktion.

> ❯ Patienten mit Sichelzellanämie haben in der β-Globinkette an Position 6 durch eine Punktmutation Valin statt Glutamat, was zu HbS führt, das eine andere Struktur aufweist.

Der plötzlich hydrophobe Teil der Globinkette lagert sich zu Fibrillen zusammen, die die gesamte Form des Erythrozyten beeinflussen. Hämolytische Anämien sind die Regel, Patienten reagieren empfindlich auf Änderungen des Sauerstoffpartialdrucks und haben peripher mit Schmerzen durch Mikrothrombosen zu kämpfen. Heterozygote Träger zeigen kaum Symptome und haben sogar einen Selektionsvorteil, weil sie weniger anfällig für Malariainfektionen sind (daher gehäuftes Auftreten in Endemiegebieten). Homozygote Patienten können keinen Hochleistungssport betreiben und reagieren im Extremfall mit einer Sichelzellkrise auf Kälte.

> ❯ Die α- und β-Thalassämien haben ebenfalls veränderte oder gar keine funktionalen Globinketten, sodass Patienten auch im Erwachsenenalter noch auf andere Hämoglobinformen angewiesen sind.

Bei Defekten der β-Globine wird dauerhaft HbF, bei α-Thalassämien HbH (auch pathologische Form nur aus β-Globin) synthetisiert. Es gibt Minorformen, die nicht behandlungsbedürftig sind, und Majorformen, die alle paar Wochen Erythrozytenkonzentrate benötigen.

Die Synthese von den Erythrozyten, aber auch des Hämoglobins in ihnen wird durch das Glykoprotein **Erythropoetin** (EPO) angekurbelt.

- Es wird durch den **Hypoxia-inducible factor** (HIF) in den Fibroblasten der Niere bei einem Abfall der Sauerstoffversorgung vermehrt synthetisiert.
- HIF agiert als Transkriptionsfaktor, der unter ausreichender Oxygenierung zügig durch ein sauerstoffabhängiges Enzym zum Abbau markiert würde.
- EPO wird ausgeschüttet und wandert ins Knochenmark ein, wo es die drei Vorstufen CFU-E („colony forming unit E"), Proerythroblast und Erythroblast über den **JAK-STAT-Signalweg** zur weiteren Differenzierung anregt.

Erhöhte EPO-Konzentrationen treten bei längeren Aufenthalten in großer Höhe auf – deswegen trainieren Leistungssportler zeitweise in Gebirgsregionen. Die direkte Substitution von EPO ist allerdings Doping und strengstens verboten. Nicht nur, weil es dem einen Athleten einen ungemeinen Vorteil gegenüber dem anderen geben würde, sondern auch weil es in hohen Dosen schädliche Effekte haben kann. Das Blut wird dicker, weil der Hämatokritanteil steigt und die einzelnen Erythrozyten maximal mit Hämoglobin beladen sind. Das Risiko für thromboembolische Geschehen steigt.

Denkstütze

Der Morbus Günther oder kongenitale erythropoetische Porphyrie (CEP) ist das Krankheitsbild, was vermutlich die Vampirmythen zu Stande gebracht hat. Patienten können kein oder kaum Hämoglobin synthetisieren und leiden unter einer hämolytischen Anämie sowie der Ablagerung schädlicher Metabolite. Die Metabolite reagieren anders auf Licht und schütten reaktive Sauerstoffspezies aus, sodass es bei Sonneneinstrahlung zu verbrennungsartigen Wunden an der exponierten Haut kommt. Bluttransfusionen und starke Sonnenschutzmittel sind die heutige symptomatische Therapie.

3.1.2 Abbau/Recycling

Alte Erythrozyten, die ihre Verformbarkeit eingebüßt haben – nach etwa 120 Tagen –, werden von der Milzmauserung aussortiert und abgefangen. Makrophagen nehmen das Hämoglobin auf und bauen es ab. Im Blutkreislauf freigewordenes Hämoglobin wird von Haptoglobin gebunden und transportiert es zu den Makrophagen.

❯ Die Globinketten werden proteolytisch bis zu ihren einzelnen Aminosäuren gespalten.

Die Eisen-Ionen werden freigesetzt und im Blut von **Transferrin** gebunden, mit dem es zu Speicherorganen oder zu Geweben gebracht wird, die gerade einen Bedarf haben, allerdings nur in seiner oxidierten Form.

❯ Gespeichert wird Eisen mit Ferritin, ebenfalls als Fe^{3+}.

Es ist wie Transferrin ein Glykoprotein, kommt aber nur in geringen Mengen im Blut vor. Intrazellulär kann ein Ferritinmolekül mehrere Tausend Eisen-Ionen aufnehmen.

Häm muss enzymatisch abgebaut werden, damit seine Überreste über die Galle ausgeschieden werden können – diese sind übrigens die färbenden Anteile des Stuhls.

❯ Im endoplasmatischen Retikulum der Makrophage spaltet die Hämoxygenase die Methinbrücken unter Verwendung von NADPH + H^+ und molekularem Sauerstoff (1).

— Dabei wird oxidiertes Eisen und Kohlenmonoxid freigesetzt. Ein geringer Prozentanteil des toxischen Gases findet sich also auch unter physiologischen Bedingungen im Organismus. Das entstandene Biliverdin hat eine grünliche Färbung.
— Die zytosolische Biliverdin-Reduktase nutzt erneut NADPH + H+, um die Pyrrolkette mittig an einer Methinbrücke zu reduzieren (2).

❯ Unkonjugiertes (indirektes) Bilirubin ist entstanden, das nach einer zweifachen Glucuronidierung über die Galle ausgeschieden werden kann.

— Dazu muss das orangefarbene Molekül aus der Milz zur Leber transportiert werden (3). Der Universaltransporter Albumin nimmt es dazu auf (◘ Abb. 3.4).
— Die Konjugation mit UDP-Glucuronsäure zu **Bilirubindiglucuronid** (konjugiertes, direktes Bilirubin) macht das Molekül wasserlöslich, da die Carboxylgruppen „maskiert" wurden (4).
— Darmbakterien metabolisieren das Bilirubin oft noch weiter, weswegen der Stuhl nachträglich unterschiedliche Färbungen annehmen kann (◘ Abb. 3.5).

3.1.3 Funktionen

Die Aufgabe des Hämoglobins und somit des gesamten Erythrozyten ist der Transport von Sauerstoff von der Lunge zu den Endstromgebieten. Weiterhin wird im Austausch Kohlendioxid aufgenommen und zurück zur Lunge transportiert.

Außerdem hat das Protein durch seine über 30 Histidinreste eine hohe Pufferkapazität für den Säure-Basen-Haushalt. Zwar liegt der pk_s-Wert bei 6, also unterhalb des pH-Werts des Blutes von 7,35–7,45, aber Bohr-Effekt und Hamburger Shift gleichen diesen Unterschied weitestgehend aus.

❯ Damit ist Hämoglobin nach dem Hydrogencarbonatpuffer das zweitwichtigste Puffersystem des Körpers.

— Der **Bohr-Effekt** begünstigt eine Abgabe von Sauerstoff in einem sauren Milieu, das schon bei erhöhtem CO_2-Partialdruck entsteht.
— Von den Zellen abgegebenes CO_2 reagiert im Erythrozyten durch die **Carboanhydrase** mit Wasser zu Kohlensäure, die

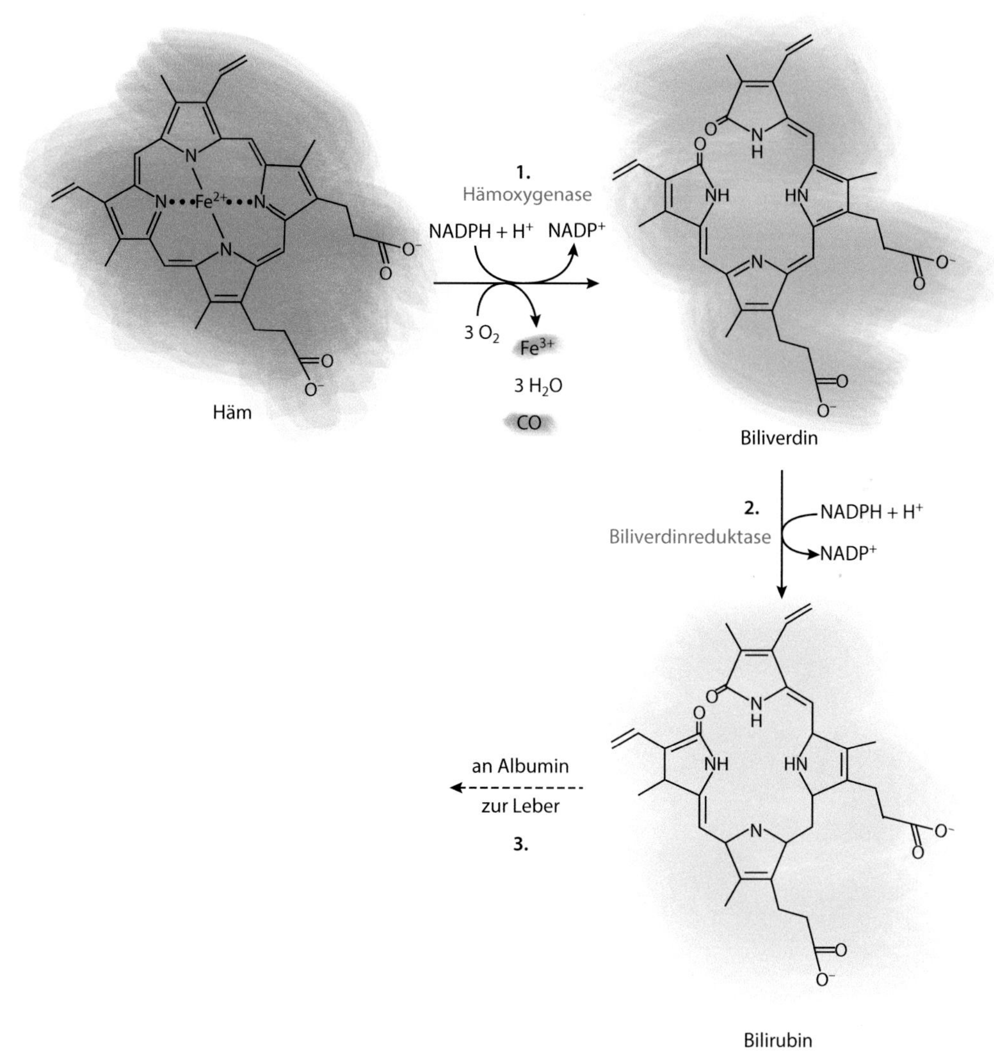

◘ Abb. 3.4 Häm- und Globin-Abbau. Das Eisen wird recycelt und Kohlenmonoxid physiologisch gebildet

wiederum spontan zu HCO_3^- und Protonen zerfällt.

❯ Diese Protonen werden an die Histidinreste des Hämoglobins gebunden, während das Hydrogencarbonat weitestgehend unbehelligt im Blut zirkulieren kann.

– Deswegen wird es mit dem **Hamburger Shift** über einen **Hydrogencarbonat-**

Chlorid-Antiport ausgeschleust und kann im Blut sogar selbst noch einmal als Puffer fungieren.

– An der Lunge angelangt steigt der alveoläre Sauerstoffpartialdruck und das CO_2 strebt an, zum Ort niedrigerer Konzentration zu diffundieren.

– Also kehrt sich in den Lungenkapillaren der Mechanismus wieder um, und Hydrogencarbonat wird mit den Protonen wieder zu CO_2 und Wasser um-

3

Bilirubindiglucuronid

Bilirubin

◼ **Abb. 3.5**   Der letzte Schritt der Hämabbaus, macht es löslich

gesetzt, wovon Ersteres abgeatmet werden kann.

❯ Effektiv wurde Säure abgeatmet.

— Der steigende pH-Wert erhöht die Bindungsaffinität des Hämoglobins zu O_2, sodass die Erythrozyten wieder reich beladen in die Peripherie abwandern können.

Nun funktioniert dieses System nicht bis in alle Ewigkeit, auch wenn es über die Lunge hin „offen" ist. Langfristig muss der Säure-Basen-Haushalt auch über die Niere gesteuert werden, um sich in seinen engen Grenzen zu halten.

Abgesehen vom Bohr-Effekt bewirkt die Bindung von Sauerstoff an das Hämoglobin auch eine Konformationsänderung des Moleküls selbst.

— Ohne Sauerstoff als Gegenpol des senkrechten Chelators Histidin ist das Eisen-Ion nicht genau planar in das Häm eingefasst, sondern tendiert Richtung Histidin. Dieser leichte Zug reicht aus, um sämtliche Helices in den **Tense-Zustand (T)** zu versetzen.

❯ Sobald jedoch Sauerstoff gegenüber dem Histidin an das Eisen-Ion bindet, wird es in die plane Ebene gezogen und die Konformation geht in den Relaxed-Zustand (R) über.

— Sind zwei Häm des Hämoglobins schon in R-Konformation, sind die anderen beiden „vorentspannt" und nehmen deutlich leichter weiteren Sauerstoff auf.
— Diesen kooperativen Effekt erkennt man in der S-förmigen Bindungskurve des Sauerstoffs. Er ist jedoch abhängig vom

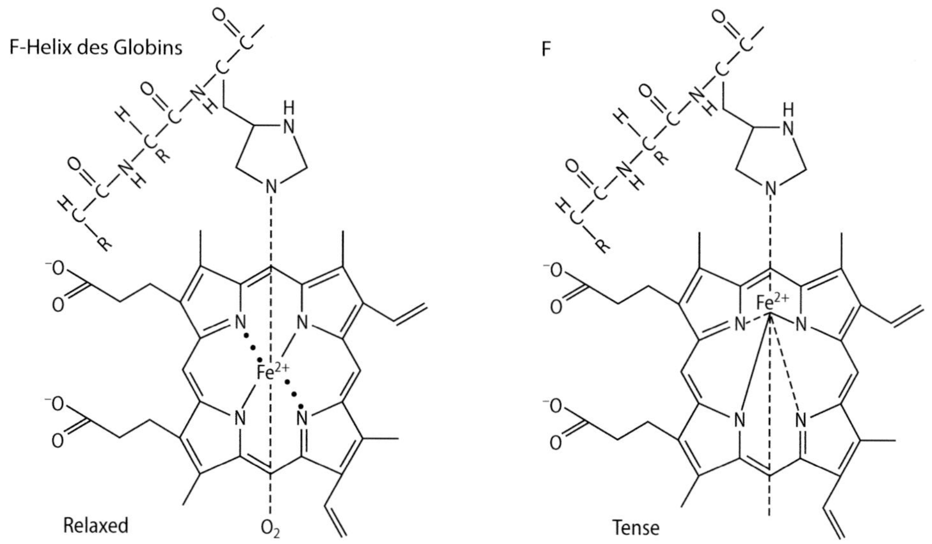

Abb. 3.6 Die Sauerstoffbindung beeinflusst die Konformation des gesamten Hämoglobins

Sauerstoffpartialdruck, das heißt, bei niedrigen pO_2 dauert es länger, bis die Globine tatsächlich in den R-Zustand übergehen (**Abb. 3.6**).

Zusätzlich wird die Bindungsaffinität von allosterischen Regulatoren beeinflusst. **2,3-Bisphosphoglycerat** (2,3-BPG) ist dabei wohl der wichtigste. Hier ergibt sich auch ein eindrücklicher Unterschied zum HbF, das von diesem absolut unabhängig ist.

- Das 2,3-BPG ist ein in der Glykolyse entstehender Metabolit, der durch Bindung im Hämoglobin der T-Konformation zur Stabilisierung jener führt, was die Sauerstoffaffinität stark senkt. Wer aufgepasst hat, stellt richtig fest, dass er das Molekül noch nicht kennt, denn es muss nicht zwangsläufig in der Glykolyse synthetisiert werden.
- 1,3-Bisphosphoglycerat wird i. d. R. direkt mit ADP zu 3-Phosphoglycerat und ATP umgesetzt.
- Es kann aber auch erst zu 2,3-BPG isomerisiert werden, um dann – ohne ATP-Gewinn – zu 3-Phosphoglycerat abgebaut zu werden.

❯ Dies ist ein Signal der peripheren Zellen, dass sie Sauerstoff brauchen, und die Stabilisierung der T-Struktur erleichtert ebenjene Abgabe.

Benötigt wird das System bei niedrigen Partialdrücken wie bei Aufenthalten in großen Höhen, wenn die Bindungsaffinität zum Sauerstoff normalerweise steigen würde.

3.2 Gerinnung

Defekte der Blutgefäße treten ständig auf, zumindest im Kleinen. Dass das nicht zu Beschwerden und Blutungen führt, hat damit zu tun, dass im Blut dauernd eine Art Schnelleinsatztruppe für Reparaturen patrouilliert. Die Gerinnung baut auf den Thrombozyten und den Gerinnungsfaktoren auf, die vom Knochenmark und der Leber synthetisiert in fein abgestimmten Konzentrationen zirkulieren, ohne dabei an intakten Gefäßen anzudocken. Krankhaft veränderte Gefäßwände oder Gerinnungsfaktoren mit Fehlfunktionen bringen das

3

Gleichgewicht durcheinander, es kann zu unkontrollierten Blutungen oder überschießenden Verschlüssen kommen.

❯ Einteilen kann man die Stadien der Gefäßreparatur sowohl zeitlich – primäre und sekundäre Hämostase, Fibrinolyse – als auch je nach Aktivierungskaskade – intrinsisch und extrinsisch.

Diese Stadien laufen jedoch nicht isoliert voneinander ab, sondern bedingen sich gegenseitig und überschneiden sich in ihrem Beginn und Ende.

3.2.1 Primäre Hämostase

Wird das Gefäßendothel verletzt und das subendotheliale Gewebe kommt mit dem Blut in Kontakt, so wird der in der Extrazellulärmatrix (ECM) sitzende **von-Willebrand-Faktor** (vWF) zugänglich.

- vWF wird von den Endothelzellen synthetisiert und sowohl in das Blut als auch Richtung ECM abgegeben. Damit es im Blut keine Thrombozyten aktiviert, kann der Rezeptor nur gebunden an Kollagen seine Hauptfunktion aufnehmen.

❯ Die Zellfragmente, die man als Thrombozyten bezeichnet, tragen auf ihrer Oberfläche den passenden Rezeptor, der aus mehreren Glykoproteinen (IX, Ibα und β, V) besteht. Das Adhäsionsmolekül setzt sich aus vielen Monomeren zusammen, ähnlich einem Klebstoffklecks.

- Die zweite Aufgabe des vWF besteht darin, im Blut befindlichen Gerinnungsfaktor VIII (FVIII) zu binden, solange

dieser nicht aktiviert wird und ihn so vor seinem Abbau zu schützen.

- Die abgefangenen und festgeklebten Thrombozyten beginnen sich zu verformen und schütten Signalstoffe aus, die weitere Thrombozyten aktivieren und das Gewebe auf den Verschluss vorbereiten.
- So sorgt Serotonin als Hormon zusammen mit **Thromboxan A2**, einem Prostaglandin, für eine Vasokonstriktion. ADP und **plättchenaktivierender Faktor** (PAF) aktivieren weitere Thrombozyten vor Ort.
- Damit all die Thrombozyten, die schon längst nicht mehr alle in Kontakt mit der ECM kommen können, auch adhärieren können, werden Calcium (FIV), Fibrinogen und Fibronektin freigesetzt. Fibrinogen (FI) kommt jedoch zum weitaus größten Teil auch schon im Blut vor, denn der Hauptsyntheseort ist die Leber.
- Noch bevor Fibrinogen zu aktivem Fibrin gespalten werden kann, bindet der **Glykoprotein-Rezeptor IIb/IIIa** das Molekül und teils sogar freies vWF.
- Die Thrombozyten vernetzen sich Stück für Stück untereinander, sodass der primäre (weiße) Thrombus entsteht.

❯ Zusammengefasst ist die primäre Hämostase die zelluläre Gerinnung. Es kommt erst zur Thrombozytenadhäsion, dann zur Thrombozytenaktivierung und zuletzt zur Thrombozytenaggregation.

Parallel dazu werden die ersten Gerinnungsfaktoren ausgeschüttet, das heißt, nach ca. 1–3 Minuten ist die primäre Hämostase abgeschlossen und die sekundäre Hämostase kann beginnen (◻ Abb. 3.7).

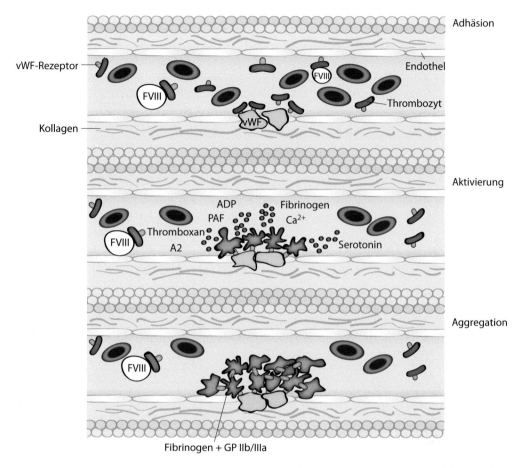

Adhäsion

vWF-Rezeptor

Endothel

FVIII

Thrombozyt

Kollagen

vWF

Aktivierung

ADP
PAF
Fibrinogen
Ca^{2+}
Thromboxan
A2
FVIII
Serotonin

Aggregation

FVIII

Fibrinogen + GP IIb/IIIa

◘ Abb. 3.7 Primäre Hämostase. Die vWF-vermittelte Adhäsion von Thrombozyten wird gefolgt von einer Ausschüttung von gerinnungssteigernden Substanzen. Zuletzt vernetzen sich die Thrombozyten mit Fibrinogen

3.2.2 **Sekundäre Hämostase**

Der weiße Thrombus würde schnell von Makrophagen abgebaut, denn physiologisch vermeidet der Organismus thrombotische Verschlüsse. Entsprechend muss ein länger haltender Ersatz her, der rote Thrombus. Die sekundäre Hämostase konzentriert sich vermehrt auf die plasmatischen Gerinnungsstoffe, es ist der Beginn von der extrinsischen oder intrinsischen Signalkaskade.

❯ Am Ende der beiden steht die enge Vernetzung von Fibrinfibrillen untereinander, sodass Erythrozyten sich darin verfangen und der rote Thrombus ent-

steht. Die Gerinnungsfaktoren sind Proteine mit enzymatischer Aktivität – meist Serinproteasen –, die neben ihrer Nummer auch Eigennamen tragen.

In ◘ Tab. 3.1 sind ihre Syntheseorte und alternativen Bezeichnungen aufgeführt. Manche sind schlicht die Namen der Entdecker, andere tragen den Namen der Erkrankung, die ihr Defekt auslöst. Faktor VI gibt es nicht mehr, denn heute weiß man, dass es Akzelerin ist, welches schon den passenden Code Va trug.

❯ Bei kleinen Endothelschäden kommt zuerst die intrinsische Kaskade in Gang.

3

◘ Tab. 3.1 Gerinnungsfaktoren

Faktor	Eigenname	Syntheseort
XIII	Fibrinstabilisierender Faktor	α-Kette in Leber, β-Kette in Makrophagen und Megakaryozyten
XII	Hageman-Faktor	Leber (Serinprotease)
XI	Plasmathromboplastin-Antezedent	Leber (Serinprotease)
X	Stuart-Prower-Faktor	Leber, Vitamin-K-abhängig (Serinprotease)
IX	Antihämophiler Faktor B oder Plasmathromboplastin-Komponente	Leber, Vitamin-K-abhängig (Serinprotease)
VIII	Antihämophiler Faktor A	Leber
VII	Proconvertin	Leber, Vitamin-K-abhängig, (Serinprotease)
VI	– (entspricht FVa)	–
V	Proaccelerin	Leber
IV	Ca^{2+}	–
III	Tissue Factor/Gewebsthromboplastin	Subendotheliales Gewebe (Fibroblasten, glatte Muskelzellen)
II	Prothrombin	Leber, Vitamin-K-abhängig, (Serinprotease)
I	Fibrinogen	Leber
	Phospholipide (aus Membranen)	Thrombozyten
	Protein C	Leber, Vitamin-K-abhängig
	Protein S	Leber, Vitamin-K-abhängig
	Thrombomodulin	Endothelzellen
	Antithrombin III	Leber
	$α_1$-Antitrypsin	Leber
	$α_2$-Makroglobulin	Leber

Beide Kaskaden aktivieren sich mit der Zeit auch gegenseitig.

❯ Der Anstoß für die Kettenreaktion ist der Kontakt von FXII mit den negativ geladenen Kollagenfibrillen der ECM.

— Der Faktor aktiviert nicht nur den nächsten, sondern auch das Präkallikrein, welches wiederum die Kinine dazu stimuliert, weiteren FXII zu aktivieren.
— Die Kinine werden aus Kininogenen durch das proteolytische Enzym

Kallikrein gebildet, Bradykinin beispielsweise wurde in ▶ Kap. 2 erwähnt.
— Auch wenn Thrombin eigentlich erst am Ende der beiden Kaskaden im Schneeballsystem aktiviert wird, so gibt es von Anfang an vereinzelte Moleküle.

❯ Diese ermöglichen die proteolytische Aktivierung von FVIII durch Lösen des Faktors von vWF.

— Zusammen mit den veränderten Zellmembranen der Thrombozyten (viele

Phospholipide) und dem ausgeschütteten Ca^{2+}, entsteht der **Tenasekomplex**, der naheliegend den FX aktiviert.
- Dies ist der Punkt, an dem auch die extrinsische Signalkaskade ankommt. Von dort an haben sie die gleiche Reaktionsfolge.

❯ Das extrinsische System wird bei größeren Gefäßverletzungen aktiviert, z. B. bei einem tiefen Schnitt, sodass direkter Kontakt mit der Umgebung besteht.

- FIII und FVII werden synchron aktiviert und können gemeinsam FV in seine aktive Form umsetzen.

❯ Der auslösende Stimulus ist der Kontakt der beiden Faktoren, denn FIII sitzt als Transmembranprotein in den subendothelialen Geweben.

Ab diesem Punkt beginnt die gemeinsame Endstrecke von intrinsischem und extrinsischem Weg.
- Sobald FXa den FV aktiviert hat, setzt es sich mit Ca^{2+} und den Phospholipiden der Thrombozyten zusammen zum **Prothrombinasekomplex**.
- Dieser spaltet Prothrombin zu **Thrombin**, welches zu guter Letzt Fibrinogen zu Fibrin umsetzt.
- Das **Fibrinogen** an den Thrombozyten wie auch freies Fibrin können damit endlich ihre volle Funktion aufnehmen.

❯ Monomere lagern sich durch FXIII stimuliert zu überlappenden Polymeren zusammen, die quer mittels Fibronektin verankert werden.

- Das enge Netz erlaubt es den Thrombozyten, ihre Ausläufer (Pseudopodien) wieder einzuziehen und den Thrombus zu verdichten (◻ Abb. 3.8).

Man kann sich diesen Vorgang ähnlich einem Nähfaden vorstellen, den man nach mehrfachem Durchstechen der Ränder strafzieht.

Nur zieht sich der rote Thrombus in alle Richtungen zusammen, sodass möglichst effizient eine Abdeckung des Defekts erfolgt, ohne dass zu viel Spannung entsteht.

Damit die Kaskade am Laufen gehalten wird, aktivieren in der Reihenfolge später erscheinende Faktoren wieder übergeordnete Faktoren und auch jene der jeweils anderen Kaskade.

❯ Sowohl der Tenase- als auch der Prothrombinasekomplex stimulieren den extrinsischen Signalweg.

- **Thrombin** regt einerseits FXI sowie den Tenasekomplex des intrinsischen und andererseits FV des gemeinsamen Weges an.

❯ Seine Besonderheit liegt darin, auch antikoagulatorische Signale anzustoßen.

- **Thrombomodulin** ist ein Transmembranrezeptor der Endothelzellen, der mit Thrombin komplexiert und dann mithilfe des Glykoproteins **Protein S** Protein C aktiviert.
- Aktiviertes **Protein C** hemmt sowohl FVIIIa als auch FVa, weswegen man es als profibrinolytisch bezeichnet, wenn es auch faktisch nur **antihämostatisch** wirkt.

Weitere körpereigene Hemmstoffe der plasmatischen Hämostase sind **Antithrombin III, α_1-Antitrypsin** und **α_2-Makroglobulin**.

❯ Die Wirkung des Antithrombin III kann man sich gut merken, weil es das Molekül ist, das durch Heparin verstärkt (um das Tausendfache) aktiviert wird.

- Als Serinprotease-Inhibitor blockiert es FII, VII, IX, X, XI und XII, wobei die Wirkung auf Thrombin und FX die größte Wirkung erzielt.
- **Heparin** ist ein Glykosaminoglykan (repetitive Disaccharideinheiten mit Aminogruppen), das von Mastzellen und basophilen Granulozyten in

3

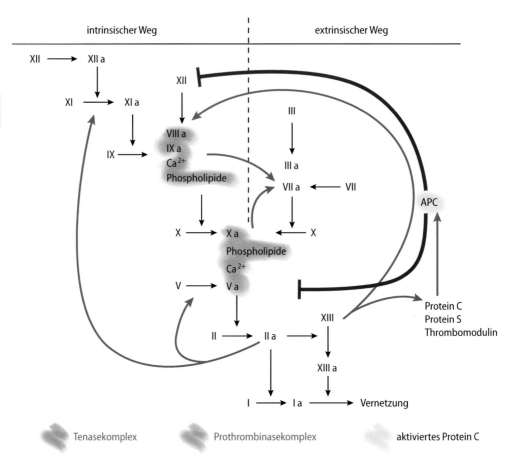

Tenasekomplex   **Prothrombinasekomplex**   **aktiviertes Protein C**

⬛ **Abb. 3.8** Sekundäre Hämostase durch die Ge- Gerinnungskaskade aktiviert werden, sind sie hier
rinnungskaskaden. Da Antithrombin, α_1-Antitrypsin nicht dargestellt
und α_2-Makroglobulin selbst nicht direkt durch die

Sekretgranula gespeichert und bei Bedarf sekretiert wird.
— Die **Protease-Inhibitoren** α1-Antitrypsin
und α2-Makroglobulin hemmen Thrombin, Kallikrein (nur α2-Makroglobulin),
aber auch Plasmin.

All diese Inhibitoren sind Glykoproteine
(Ausnahme Heparin), die permanent im Blut
zirkulieren. Nichtsdestotrotz variiert ihre
Konzentration je nach Gesundheitszustand
des Organismus. Man teilt solche Proteine der
Leber ein in Akute-Phase- und Anti-Akute-
Phase-Proteine. Erstere werden bei einer Ent-
zündung vermehrt synthetisiert, Letztere sin-

ken in ihren Serumkonzentrationen, weil sie
verbraucht werden. Dieses System gehört
zum angeborenen unspezifischen Immunsystem (▶ Abschn. 3.3.2.1).

Neben der Funktion der plasmatischen
Gerinnung ist es auch wichtig zu wissen,
woher die einzelnen Faktoren stammen. Die
meisten kommen aus der Leber, was erklärt,
weswegen Patienten mit Leberzirrhose unter
bedrohlichen Gerinnungsstörungen leiden
können.

❯ Einige davon sind in ihrer Synthese auf
den Cofaktor Vitamin K angewiesen.

Deswegen sind die Cumarinderivate – Vitamin-K-Antagonisten – so gängige Gerinnungshemmer. Da die Synthese der Proteine jedoch nicht sofort abfällt, braucht es etwa 2 Wochen, bis der gewünschte Effekt eintritt. In den ersten Tagen kann es sogar zu einer erhöhten Gerinnungsneigung kommen, denn die antikoagulatorischen Proteine C und S sind ebenfalls Vitamin-K-abhängig und werden am schnellsten vermindert. Mehr zu Vitamin K steht in Band Energiestoffwechsel, Abschn. 6.1.4.

3.2.3 Fibrinolyse

Irgendwann hatte das anliegende Gewebe genug Zeit, den Defekt nachhaltig zu überbrücken, Fibroblasten wandern ein und es bildet sich Narbengewebe. Der Thrombus muss kontrolliert aufgelöst werden, deswegen ist die Fibrinolyse der letzte Schritt der Hämostase.

> ❯ Das Wort trägt es schon in sich, der Abbau des Fibrinnetzwerks ist die Hauptaufgabe der beteiligten Faktoren.

- **Plasmin** ist ebenfalls eine Serinprotease, die durch verschiedene Moleküle aktiviert werden kann.
- Es gibt den **Gewebsplasminogenaktivator** (tPA, Tissue plasminogen activator), der von intakten Gewebszellen freigesetzt wird und somit verhindert, dass die Hämostase über den eigentlichen Defekt hinauswächst.
- Die **Urokinase** wurde zwar in den Harnwegen entdeckt, kommt aber auch im Blut vor und fungiert genauso wie der tPA, allerdings erst nach Bindung an seinen Rezeptor.
- Die bakterielle **Streptokinase** der Streptokokken kann Plasminogen aktivieren, führt aber als körperfremdes Protein zeitgleich zu einer Antikörperbildung, weswegen es therapeutisch mit Bedacht eingesetzt werden muss.

So wie es für die Gerinnung Hemmstoffe gibt, kann auch die Fibrinolyse inhibiert werden. Der **Plasminogenaktivator-Inhibitor 1** ist ein Glykoprotein, das sowohl die Urokinase als auch den Plasminogenaktivator hemmt. Das von der Leber synthetisierte α_2-**Antiplasmin** komplexiert mit Plasmin und hemmt es so sogar noch nach seiner Aktivierung durch die zuvor genannten Faktoren.

3.3 Immunologie

Noch bevor ein Kind geboren wird, beginnt sein Körper schon Abwehrmechanismen gegen die äußeren Gefahren zu entwickeln. Da es noch nicht ausreicht, um einen echten Schutz zu bieten, werden über die Plazenta und später über die Muttermilch Antikörper der Mutter aufgenommen.

Die Bildung von Antikörpern gehört zum spezifischen Immunsystem und kann nur erworben werden, das heißt, erst nach erfolgreich überlebtem Kontakt bilden sich die Abwehrstoffe/-zellen aus. Anders verhält es sich mit dem unspezifischen angeborenen Immunsystem, welches jeder Mensch von Anfang an besitzt, die klassische Entzündungsreaktion zählt z. B. dazu.

Ob angeboren oder erworben, bei beiden kommen sowohl Zellen (die Immunzellentwicklung ist ◻ Abb. 3.1 dargestellt) als auch einzelne Moleküle zum Einsatz. Die schiere Vielfalt an Abwehrmechanismen und Interaktionen kann im ersten Moment abschrecken, das folgende Schaubild sollte helfen, den Überblick zu behalten (◻ Abb. 3.9).

3.3.1 Zelluläre Immunantwort

Die unspezifischen Immunzellen sind jene, die über die myeloische Stammzelle generiert werden: antigenpräsentierende (dendritische) Zellen (APC), Granulozyten, Mastzellen (genaue Entwicklungsstadien unklar), Monozyten sowie Makrophagen. Eine Ausnahme aus der lymphoiden Progenitorzelle ist die natürliche Killerzelle (NK-Zelle).

❯ APC sind besonders, weil sie sowohl von lymphoider als auch von myeloischer Abstammung sein können und damit die Aufgabe innehaben, zwischen beiden eine Brücke zu schlagen.

Die Epithelzellen können als mit dem unspezifischen Immunsystem assoziiert betrachtet werden, denn ihre grundsätzliche Barrierefunktion verhindert überhaupt das Eindringen von Erregern.

Anders hält es sich mit den Zellen, die spezifische Eindringlinge bekämpfen.

❯ Die lymphoiden B- und T-Zellen erhalten ihre erste Differenzierung direkt im Knochenmark (B-Zellen) oder wandern erst in den Thymus ein (T-Zellen).

Da der Thymus seine Funktion nach der Pubertät mit den Jahren einbüßt, kann sich das Spektrum an spezifischen T-Lymphozyten im Erwachsenenalter immer

weniger erweitern. Mit etwa 60 Lebensjahren bleibt nur noch ein Fettkörper zurück, und es erklärt sich, weswegen in der Kindheit und Jugend bereits durchgemachte Erkrankungen besser und effektiver überstanden werden.

Unspezifische Abwehr

Bevor es um die Zellen und ihre Funktionen im Detail geht, müssen einige grundlegende Mechanismen geklärt werden. Es gibt das System der **MHC-Moleküle** („major histocompatibility complex"), die es Zellen ermöglichen, Antigene auf ihren Zelloberflächen zu exprimieren.

❯ Es gibt MHC I, die anzeigen, dass die Zelle zum körpereigenen Zellverband gehört und nicht angegriffen oder phagozytiert werden darf (es sei denn, es gibt ein gesondertes Signal).

Hier werden also „typisch" menschliche Peptidsequenzen gebunden und ausgestellt. Dies kann allerdings nur auf Zellen mit Zellkern geschehen, weswegen **Thrombozyten**

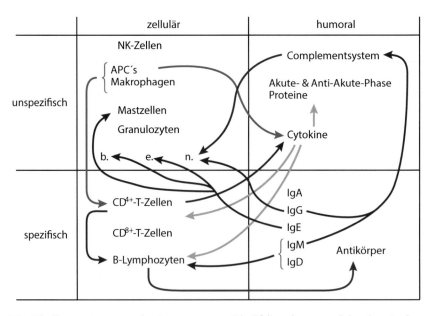

□ **Abb. 3.9** Die Zusammensetzung des Immunsystems. Die Pfeile zeigen nur einige der gängigsten Interaktionen von spezifisch und unspezifisch, von zellulär und humoral

und **Erythrozyten** davon ausgeschlossen sind.

❯ MHC II kommen auf allen Zellen des Immunsystems vor, die Antigene für das spezifische Immunsystem exprimieren können.

Dazu zählen nicht nur die gesonderten APC, sondern auch Makrophagen – sie sind per definitionem APC. Wichtig ist, dass die Zelle Teile des Erregers internalisieren kann, damit sie wiederum an MHC-II gebunden auf die Außenfläche der Zellmembran gelangen können.

MHC-Proteine sind Glykoproteine, die aus α- und β-Ketten bestehen.

❯ MHC I hat praktischerweise nur eine Transmembrandomäne (MHC-II hat zwei, also gut merkbar), die die drei α-Ketten verankert, die einzelne β-Kette ist nur lose damit assoziiert.

Der Aufbau des MHC-II ist schlichter. Sowohl die zwei α- als auch die zwei β-Ketten sind je über eine Transmembrandomäne verankert (◻ Abb. 3.10).

Nicht nur Erreger, sondern auch defekte Zellen stellen eine Bedrohung für den Körper dar und müssen eliminiert werden. Dafür gibt es den kontrollierten Zelltod, die Apoptose (Band Zelle, ▶ Abschn. 2.3), die nichtsdestotrotz Zellfragmente zurücklässt. Makrophagen sind dafür verantwortlich, diese Zellreste aufzunehmen und zu verdauen. Erythrozyten wie auch Erreger können sie komplett internalisieren.

❯ Makrophagen entstammen Monozyten, die aus dem Blut in Gewebe eingewandert sind und tragen je nach Gewebe noch einmal einen Eigennamen (hepatische Kupffer-Zelle beispielsweise).

Sowohl Monozyten als auch Makrophagen sind in der Lage, pathogene Keime anhand eines hoch konservierten **Pathogen-associated molecular pattern** (PAMP) wiederzuerkennen.

— Das sind häufig Bestandteile der äußeren Zellmembran, die bei nahezu jedem Prokaryoten vorkommen, wie Lipopolysaccharide oder das Flaggelin der Flagelle (mehr in ▶ Kap. 4).

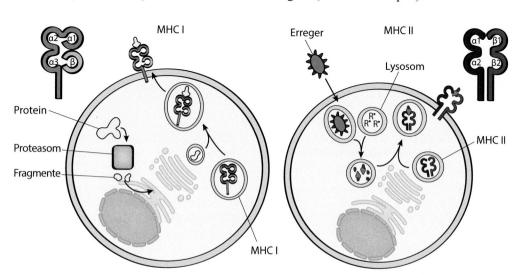

◻ **Abb. 3.10** MHC-Moleküle und ihr Weg zur Zelloberfläche. Das zelleigene oder pathogene Protein wird proteolytisch gespalten und gebunden an MHC- Moleküle exprimiert. Die Aufnahme von Pathogenen erfolgt über IgM oder IgD (Antikörper fungieren als Rezeptoren)

3

- Der wichtigste **PRR** (Pattern recognition receptor) ist der **Toll-like-Rezeptor**. Viral infizierte Zellen werden auf dem gleichen Weg entlarvt.
- Nach der Phagozytose fusioniert das Phagosom mit einem Lysosom, das fähig ist, **reaktive Sauerstoffspezies** zu bilden.
- Diese zerstören den Erreger, so wie Radikale auch körpereigene Zellen schädigen würden, nur in einem die Zelle nicht schadenden Raum.

❯ Die Fragmente des Erregers werden über MHC-II-Moleküle präsentiert, wodurch die Makrophage mit dem spezifischen Immunsystem kommunizieren kann.

Denkstütze

Der Toll-like-Rezeptor (TLR) trägt seinen Namen, weil das ursprünglich in der Fruchtfliege (Drosophila melanogaster) entdeckte Toll-Protein von einer deutschen Nobelpreisträgerin (1995) benannt wurde. Prof. Dr. rer. nat. Christiane Nüßlein-Volhard und ihr Team waren so freudig überrascht über die Entdeckung, dass das deutsche Wort „toll" angemessen schien. TLR und Toll sind Transmembranproteine, die bei der Immunabwehr, aber auch bei der Entwicklung von Organismen eine Rolle spielen.

❯ Die neutrophilen Granulozyten haben ein ähnliches Aufgabenfeld wie Makrophagen mit dem Unterschied, dass sie kleiner sind.

- Sie phagozytieren Pathogene und zerstören sie mit den in ihren Granula gespeicherten Enzymen (z. B. Lysozym oder saure Phosphatase) und reaktiven Sauerstoffspezies.
- Nach Verbrauch ihrer Granula oder bei fehlender Aktivierung durch Kontakt

mit Pathogenen gehen Neutrophile schnell unter, weswegen sie keine MHCII-Antigene präsentieren.
- Stimulus für ihre Arbeit sind Zytokine, Bindung von PAMPs an Toll-like-Rezeptoren oder Bindung von Antigen-Antikörper-Komplexen an Fcγ-Rezeptoren.

❯ Antigene sind in diesem Falle Pathogene, die von IgG gebunden wurden. Damit gibt es wieder eine Verbindung zum spezifischen Immunsystem, zu dem die Antikörper zählen.

- Auch Komplementfaktor C3b können Neutrophile über den passenden Rezeptor rekrutieren.

Eosinophile Granulozyten markieren bei einem messbaren Anstieg die „**Morgenröte der Genesung**", denn bei entzündlichen Prozessen sind sie die letzten Zellen, die vor Ort eintreffen. Erhöhte Werte, eine Eosinophilie, weist auch immer auf **allergische Reaktionen** hin (Asthma, Konjunktivitis, Rhinitis), sind aber vor allem zur parasitären Abwehr vonnöten. Ihre Granula sind mit vielen Proteinen bestückt, die die rote Färbung hervorrufen. Nur ein kleiner Anteil der Eosinophilen befindet sich im Blut, der Hauptaktionsort ist die Haut und der Gastrointestinaltrakt – beide sind mit Epithelien bedeckt.

❯ Da Parasiten schlecht bis gar nicht phagozytiert werden können, muss auch der eosinophile Granulozyt seine Granula exozytieren.

Die eosinophilen-spezifischen Proteine **Major basic protein** (MBP) und **Eosinophil cationic protein** (ECP) wirken zytotoxisch. Stimuliert wird die Aktivität über eine Bindung von **IgE** an **F$_{cε}$-Rezeptoren**.

Was die genaue Aufgabe der **basophilen Granulozyten** ist, lässt sich bislang nicht klären. Sie sind ebenfalls an der Ausprägung einer allergischen Reaktion beteiligt, da diese jedoch alles andere als physiologisch ist, kann man vermuten, dass das System evolutionär auch für die Parasitenabwehr gedacht war. Da die Basophilen meist unter 1 % der Leukozyten ausmachen, ist ihre Wirkung minimal. Sie ähnelt der der Mastzellen, denn beide haben den gleichen Inhalt in ihren Granula – Heparin und Histamin.

> Die gefäßerweiternden, permeabilitätserhöhenden und antikoagulatorischen Stimuli sorgen für eine verstärkte Durchblutung, Ödembildung und vermehrte Synthese von IgE, das sie über ihre Fcε-Rezeptoren überhaupt erst aktiviert.

Bei Allergien kommt es somit zu einer Art Circulus vitiosus der dauerstimulierten Immunreaktion.

Große unförmige, basophil angefärbte Zellen sind **Mastzellen**. Ihre Funktion gleicht fast exakt der der basophilen Granulozyten mit dem Unterschied, dass sie sich in den Geweben anreichern und an ihren membranständigen **Fcε-Rezeptoren** schon **IgE** gebunden haben. Das muss nur noch in Kontakt mit Antigenen kommen.

Die letzte Gruppe von Zellen mit einer den Erreger unspezifisch angreifenden Natur sind die **natürlichen Killerzellen** (NK-Zellen). Sie zeichnen sich durch den einzigartigen Inhalt ihrer Granula aus: **Perforine** und **Granzyme**.

> Diese beiden arbeiten in einer Symbiose, indem Perforin-Moleküle in der Zellmembran eines Bakteriums zu einem Kanal polymerisieren, durch den die Granzyme in das Bakterium einwandern können.

Daraufhin wird die Zelle von innen heraus zerstört, denn die Granzyme können über Bid und Caspase 8 die Apoptose einleiten.

In ◻ Abb. 3.11 sind einige der Proteine und Enzyme aus den Sekretgranula dargestellt. Weitere sind **Cathepsin G, Elastase** und **Defensine**.

Lysozym fungiert als Hydrolase, die β-1,4-glykosidische Bindungen, wie sie in der Zellwand von Prokaryoten vorkommen, spaltet. Achtung, Zellwände sind der Zellmembran außen aufgelagerte „Schutzhüllen", die noch ausführlicher im ▶ Abschn. 4.1 beschrieben werden. Das mit 129 Aminosäuren nicht gerade große Enzym kommt auch in den Sekreten vor, die Schleimhäute bedecken.

Die **saure Phosphatase** trägt ihren Namen aufgrund der Umgebung, in der sie am effizientesten arbeitet und Phosphorsäuremonoester zu Phosphat und einem Alkohol hydrolysiert.

> Der oxidative Burst der reaktiven Sauerstoffspezies erfolgt zuerst über eine membrangebundene NADPH-Oxidase, die direkt zwei Superoxidanionen synthetisiert.

— Diese werden durch die **Superoxiddismutase** weiter zu Wasserstoffperoxid umgesetzt, sind aber selbst auch schon aktiv.
— Wasserstoffperoxid kann mit einem weiteren Superoxidanion Hydroxylradikale bilden. Dabei wird jedoch Eisen als Redoxpartner benötigt, der die spontane Reaktion beschleunigt.

> In den neutrophilen Granulozyten gibt es stattdessen die Myeloperoxidase, die mit Chloridionen Hypochlorit-Ionen ausbildet.

— Alle Radikale schädigen die Pathogene ausreichend, um sie komplett abzutöten.

Bei genauer Betrachtung der Einleitung fällt auf, dass eine Zellart noch fehlt – die klassische **antigenpräsentierende Zelle**.

> Diese greift die Erreger nicht explizit an, sondern nimmt kleinste Erregerpartikel

3

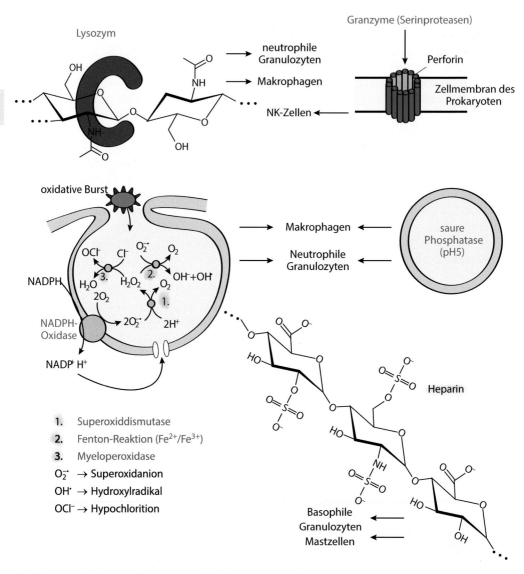

Lysozym

Granzyme (Serinproteasen)

neutrophile
Granulozyten

Makrophagen

NK-Zellen

Perforin

Zellmembran des
Prokaryoten

oxidative Burst

Makrophagen

Neutrophile
Granulozyten

saure
Phosphatase
(pH5)

OCl^- Cl^- $O_2^{\cdot-}$ O_2

NADPH H_2O 3. H_2O_2 2. $OH^- + OH^{\cdot}$

$2O_2$ O_2 1.

NADPH-
Oxidase $2O_2^{\cdot-}$ $2H^+$

$NADP^+$ H^+

Heparin

1.   Superoxiddismutase
2.   Fenton-Reaktion (Fe^{2+}/Fe^{3+})
3.   Myeloperoxidase

$O_2^{\cdot-}$ → Superoxidanion
$OH^{\cdot}$ → Hydroxylradikal
OCl^- → Hypochlorition

Basophile
Granulozyten
Mastzellen

◘ Abb. 3.11   Inhalte der Sekretgranula. Dies sind bei Weitem nicht alle Proteasen, Lipasen und zytotoxischen Moleküle, die in den verschiedenen Zellen vorkommen

über rezeptorvermittelte Pinozytose auf, phagozytiert sie entsprechend und exprimiert sie über MHC II. Werden sie von Viren befallen, können sie teils auch deren Antigene prozessieren.

Die dendritischen Zellen wandern von den Epithelien und subendothelialen Geweben, in denen sie Antigenkontakt hatten, zu den lymphatischen Organen. Dort stimulieren

sie die B- und T-Zellen mit ihren Antigenmolekülen zur Differenzierung. Die Rezeptoren, über die sie die Partikel aufnehmen sind u. a. **TLR** und **Mannose-Rezeptoren** (binden prokaryotische Kohlenhydrate).

Je nach Gewebe tragen die Zellen Eigennamen, ähnlich der Makrophagen, nur dass sie aufgrund ihrer Wanderung selbst auch die Bezeichnung wechseln können. Naive APC der Epithelien nennt man Langerhans-

Zellen, in den tieferen Geweben interstitielle dendritische Zellen. Je nachdem wo sie später in den Lymphorganen sitzen, heißen sie dann follikuläre oder interdigitierende dendritische Zellen. Erstere prägen B-Zellen und Letztere T-Zellen.

Spezifische Abwehr

Nach der Differenzierung in B- und T-Zellen werden die unreifen T-Zellen im Thymus weiter in **CD^{8+}-** und **CD^{4+}-T-Zellen** unterteilt.
- Dazu werden den Zellen MHC-gebundene Proteine präsentiert, an die sie binden.

▶ Je nachdem ob es ein MHC-I- oder -II-Molekül ist, spezialisiert sich die Zelle darauf, nur noch nach infizierten körpereigenen (CD^{8+}) oder nach allgemein pathogenen Strukturen (CD^{4+}) zu „suchen".

- Alle naiven T-Zellen, die keine, keine ausreichende oder eine zu starke Bindung aufweisen, werden aussortiert.

▶ Diesen Prozess nennt man positive Selektion.

- In einem weiteren Prozess wird den T-Zellen körpereigenes Protein über MCH-Moleküle präsentiert, an die die CD-Rezeptoren binden dürfen, nicht aber der T-Zell-Rezeptor (TCR) der Zelle.
- Kommt dies doch vor, würde bei Zirkulation der Zelle im Körper eine Autoimmunerkrankung auftreten, deswegen werden die Zellen auf ihre immunologische Toleranz getestet.
- Die Bindung des TCR vermittelt wieder das Aussortieren der Zelle, die dann apoptotisch untergeht.

▶ Hier spricht man von negativer Selektion.

- Erst wenn die T-Zelle beides bestanden hat, darf sie zu dem B-Lymphozyten in die sekundären lymphatischen Organe auswandern (◨ Abb. 3.12).

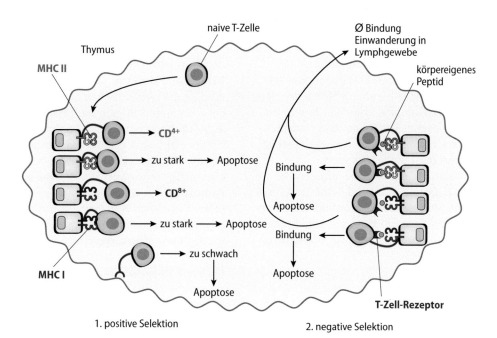

◨ Abb. 3.12 T-Zell-Prägung. Im Thymus müssen die T-Zellen positiv und negativ selektiert werden, damit sie eine angemessene Immunantwort auslösen und keine körpereigenen Zellen angreifen

3

❯ Die naiven B-Zellen zirkulieren derweil im Blut und werden irgendwann einem zu ihrem B-Zell-Rezeptor (BCR) passenden Antigen ausgesetzt.

B-Zell-Rezeptoren sind nichts anderes als **IgM-** oder **IgD-Antikörpermonomere**, wie sie später von der Plasmazelle auch synthetisiert werden können.
- Das gebundene Antigen gelangt endozytotisch in die Zelle, um dort prozessiert zu werden.
- Die vom endoplasmatischen Retikulum gebildeten MCH-II-Proteine werden mit den proteolytisch gespaltenen Fragmenten des Antigens beladen und an die Zelloberfläche verbracht.
- Danach wandert die reife B-Zelle in die sekundären lymphatischen Organe ein.

❯ In den Lymphknoten ordnen sich die B-Zellen im Cortex zu Lymphfollikeln an, die T-Zellen wandern in das umgebende Gewebe, den sogenannten Paracortex.

Der Lymphknoten ist von einem feinen Kapillarnetz durchzogen, aus dem APCs mit MHCII-Antigenen einwandern.
- Kommen diese mit T-Zellen in Kontakt, deren **T-Zell-Rezeptor** (TCR) an den MHC-II-Komplex binden kann und deren zweite Bindungsstelle, beispielsweise **CD28/CD80**, auch kompatibel ist, so wird die T-Zelle stimuliert.
- Je nach Art der T-Zelle wandert sie in den Kreislauf aus und wird dort erst durch den erneuten Kontakt mit dem gleichen Antigen zu ihrer eigentlichen Aufgabe aktiviert, oder sie verbleibt im Lymphknoten.

CD4$^+$-T-Zellen tragen in ihrer reifen Form den Namen T-Helfer-Zelle (T$_h$), während CD8$^+$-T-Zellen zytotoxische T-Zellen genannt werden (T$_c$). Die reifen T-Zellen im Lymphknoten nennt man T$_{fH}$ (follikuläre Helferzellen), denn sie halten sich in der Randzone des Lymphfollikels auf, wo sie mit B-Zellen zusammentreffen können.
- Kommt es zu dazu, dass eine B-Zelle das gleiche Antigen über MHC II präsentiert wie zuvor die APC, so bindet der TCR erneut und es kommt zur gegenseitigen Stimulation – vorausgesetzt, die zweite Bindungsstelle passt erneut (◻ Abb. 3.13).

❯ Die B-Zelle teilt sich einerseits in einen Plasmazellen bildenden Plasmablast und andererseits in B-Gedächtniszellen, damit bei späteren Expositionen des Pathogens schneller Plasmazellen kloniert werden können.

- Die Plasmazellen synthetisieren Antikörper in rauen Mengen

Abgesehen von den T$_{fH}$-Zellen in den sekundär lymphatischen Organen, sind vor allem die T$_{H1}$- und T$_{H2}$-Zellen im Kreislauf für die Pathogenabwehr verantwortlich.
- Die **T$_{H1}$-Zellen** fokussieren sich dabei auf intrazelluläre Erreger, die sie mit ihrem TCR über die MHC-II-Expression erkennen. Sie interagieren somit mit APCs, hauptsächlich Makrophagen, in der Zirkulation und stimulieren diese, die Erreger zu zersetzen.
- Ähnlich der unspezifischen Zellpopulation der eosinophilen Granulozyten sind **T$_{H2}$-Zellen** assoziiert mit allergischen Prozessen und waren evolutionär vermutlich mit der Parasitenabwehr betraut. Sie sind also dafür verantwortlich, extrazelluläre Pathogene zu bekämpfen und ermöglichen dies durch eine vermehrte Aktivierung der spezifischen humoralen Immunreaktion, den Antikörpern.

Die **regulatorischen T-Zellen** (T$_{reg}$, früher T-Suppressor-Zellen) regulieren immunologische Reaktionen meist durch Unterdrücken von Signalen und schaffen somit eine physiologische Toleranz.
Eine noch nicht viel erwähnte Gruppe von T-Helferzellen sind die nach dem von

Blutkreislauf

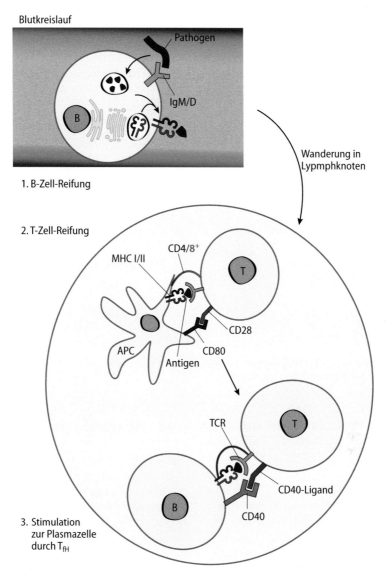

1. B-Zell-Reifung

2. T-Zell-Reifung

3. Stimulation
zur Plasmazelle
durch T$_{fH}$

◻ **Abb. 3.13** B- und T-Zell-Differenzierung von naiven zu reifen Zellen. Die Reifung der T-Zellen erfolgt
für zytotoxische und Helferzellen auf dem gleichen
Weg. Es sind immer costimulatorische Signale (CD40,
80) nötig

ihnen sekretierten Zytokin Interleu-
kin(IL)-17 benannt. Die **T$_{H17}$-Zellen** wurden
erst Anfang der 2000er-Jahre entdeckt. Sie
spielen eine Rolle bei chronisch-
entzündlichen Erkrankungen, können aber
auch regulatorisch schützende Funktionen
entwickeln, wenn sie dem richtigen Stimulus
ausgesetzt werden. Dabei scheint ein Zytokin, IL-10, einen maßgeblichen Einfluss zu
nehmen, der genaue Wirkmechanismus ist
jedoch noch aktueller Forschungsgegen-
stand.

Weitere in den letzten Jahren entdeckte
Subtypen sind T$_{H9}$ (inflammatorisch, antiproliferativ), T$_{H22}$ (inflammatorisch, proliferativ) und T$_{fH}$ (Stimulation von B-Zellen zur

3

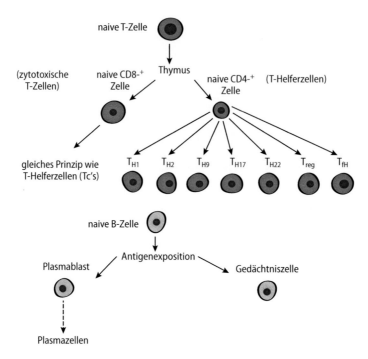

naive T-Zelle

Thymus

(zytotoxische   naive CD8-⁺
T-Zellen)   Zelle   naive CD4-⁺   (T-Helferzellen)
                                   Zelle

gleiches Prinzip wie T_{H1} T_{H2} T_{H9} T_{H17} T_{H22} T_{reg} T_{fH}
T-Helferzellen (Tc's)

naive B-Zelle

Plasmablast   Antigenexposition   Gedächtniszelle

Plasmazellen

☐ **Abb. 3.14**   B-Zell- und T-Zell-Subtypen nach derzeitigem Wissensstand. Die zytotoxischen T-Zellen können in vergleichbare Subtypen eingeteilt werden

Differenzierung). Dadurch passt das Modell der Waage von T_{H1} und T_{H2} nicht mehr wirklich.

❯ Man kann die Subtypen und ihre spezifischen Zytokine vereinfacht wie folgt einteilen: in eine Stimulation der zellulären (T_{H1}), der humoralen (T_{H2}, T_{H9}), der entzündlichen (T_{H17}, T_{H22}), der regulierten (T_{reg}) und der übertragenen (T_{fH}) Immunantwort.

Die **zytotoxischen T-Zellen** werden heute mit vergleichbaren Subtypen betitelt. Zum Zweck des Verständnisses reicht es aber zu wissen, dass sie generell MHC-I-präsentierte meist virale Antigene erkennen und die infizierte Zelle wie im Namen verankert mit zytotoxischen Granula attackieren (☐ Abb. 3.14).

3.3.2   Humorale Immunantwort

❯ Moleküle, die im Blut gelöst vorkommen und den Körper allgemein vor Infektionen schützen, sind die Komplementfaktoren, Zytokine (Interleukine, Chemokine etc.), einige der in Sekretgranula gespeicherten Proteine und in gewisser Weise die Akute-Phase- und Anti-Akute-Phase-Proteine der Leber.

Das Komplementsystem ähnelt der Signalkaskade der Gerinnungsfaktoren, hat allerdings gleich drei Aktivierungswege zur Verfügung.

Die Zytokine werden von einigen Zellen gespeichert und bei Stimulation ausgeschüttet, andere zirkulieren dauerhaft im Blut. Sie können unterteilt werden in Interferone (IFN), Interleukine (IL) und Tumornekrosefaktoren (TNF). Es gibt auch Zytokine, die nicht direkt das Immunsystem beeinflussen: die CSF (Colony stimulating factors). Sie können jedoch die vermehrte hämatopoetische Differenzierung zu Immunzellen veranlassen und wirken somit indirekt.

❯ Spezifische Abwehrmoleküle sind die Antikörper, von denen es fünf verschiedene gibt – Immunglobulin (Ig) A, D, E, G, M.

Sie alle haben ein bestimmtes Gewebe bzw. einen bestimmten Zeitpunkt, in dem sie gegen Erreger eingreifen.

Unspezifische Abwehr

❯ Das Komplementsystem wird klassischerweise durch Antigen-Antikörper-Komplexe mit zwei IgG oder einem IgM aktiviert, die den ersten Faktor C1q1r1s Stück für Stück proteolytisch spalten (1).

— Bei C1r und C1s handelt es sich um zwei Serinproteasen, C1s spaltet die nachfolgend die Faktoren C4 und C2, sodass diese wiederum den aktiven Proteasekomplex C4bC2a bilden.
— Dieser aktiviert **C3**, dessen abgespaltener C3a-Rest nicht ohne Wirkung ist – er fungiert als Anaphylatoxin, also als ein Entzündungsaktivator.

❯ C3b ist bei allen drei Aktivierungswegen der entscheidende Faktor, denn er opsonisiert das Pathogen.

— Zusammen agiert C4bC2aC3b als **C5-Konvertase**.
— C5a ist ebenfalls ein Anaphylatoxin, C5b beginnt den **MAC** („membrane attack complex") zu aktivieren.
— Dieser setzt sich endlich aus C5bC6C7C8C9 zusammen.

❯ Es werden mehrere C9-Moleküle gebunden, die eine Pore ähnlich dem Perforin in die Zellmembran des Erregers einsetzen.

Dadurch werden jedoch keine Enzyme eingeschleust, sondern es kommt schlichtweg zur unkontrollierten Diffusion von Ionen, was die Membranintegrität und Funktionalität des Inneren in kürzester Zeit aufhebt. Man spricht auch von Zelllyse.

❯ Der wohl kürzeste Aktivierungsweg, genannt die alternative Aktivierung (2), beginnt direkt mit spontan freigesetztem C3b, das an das Pathogen bindet und den Faktor B aktiviert.

— **Faktor B** kann durch die Bindung an C3b mit Faktor D zu Bb gespalten werden und konvertiert ein weiteres C3.
— C3bBbC3b fungiert als alternativer C5-Konvertase-Komplex, der wieder den MAC zusammensetzt.

❯ Mannose-bindendes Lektin (MBL) ist ein Akute-Phase-Protein, das Erreger opsonisiert (3).

— Zusammen mit MASP (MBL-assoziierten Serinproteasen) fungiert es genauso wie C1 und aktiviert C4 und C2 durch limitierte Proteolyse.
— Diese spalten wieder C3 und der klassische C5-Konvertase-Komplex ist erneut vorhanden (◘ Abb. 3.15).

Die Liste an Zytokinen ist lang und ihre Wirkungen sind mannigfach, in diesem Abschnitt geht es nicht um Vollständigkeit, sondern um die Vorstellung der wichtigsten Akteure und Interaktionen. Bis heute sind nicht alle Wechselwirkungen und Funktionen abschließend geklärt, man macht aber deutliche Fortschritte. Gerade in der Immunologie, Allergologie und Dermatologie (die drei Fachbereiche gehen oft Hand in Hand) führt das zu neuen effizienten Therapien.

❯ Möchte man eine allgemeine Einteilung vornehmen, kann man die Zytokine in pro- und antiinflammatorische Moleküle einteilen (◘ Tab. 3.2).

3

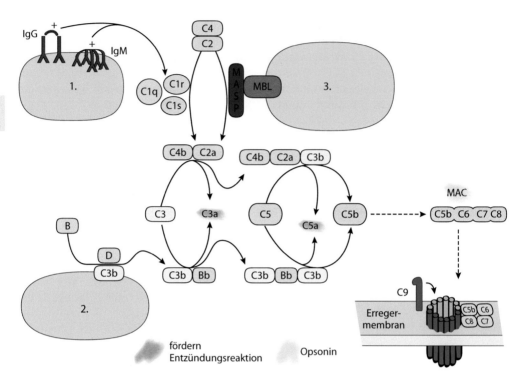

◻ **Abb. 3.15** Komplementaktivierungskaskade. Ziel ist immer die Aktivierung von C3b, sodass ein Membranangriffskomplex mit C5b gestartet werden kann

◻ **Tab. 3.2** Zytokine	
Proinflammatorisch	**Antiinflammatorisch**
IL-1	**IL-4**
IL-2	**IL-10**
IL-6	IL-13
IL-12	
IFN-γ	
TNF-α (Tumornekrosefaktor)	TGF-β (Transforming growth factor)

Fallstrick

Dem einen oder anderen mag dies offensichtlich erscheinen, aber ein Freud'scher Versprecher bei einer Prüfung wäre misslich – TNF und TGF kann man leicht verwechseln oder für ähnliche Moleküle halten. Sie gehören auch beide zu den Zy-

tokinen, nur dass TNF eben Entzündungsreaktionen unterstützt, während TGF genau dem entgegenarbeitet. Verinnerlicht man sich ihre vollständigen Namen, kann man sie besser auseinanderhalten, denn Nekrose und Wachstum sind exakt gegenläufige Prozesse.

Diese Zytokine werden bei Kontakt zweier Immunzellen ausgeschüttet, um die gegenseitige Signalwirkung zu verstärken und zu steuern.

- So schüttet beispielsweise eine reife T-Zelle bei der Interaktion mit einer B-Zelle IL-4, IL-5 und IL-13 (T_{H2}-Zellen) oder IFN-γ (T_{H1}-Zellen) aus, um einen **Klassenswitch** der B-Zelle zu verursachen (▶ Abschn. 3.3.2). Welcher Klassenswitch erfolgt, ist jedoch oft kein Einzelsignal, sondern kann über das Zusammenspiel von Zytokinen, z. B. von T_{reg}-Zellen, moduliert werden.
- **APCs** sekretieren IL-4, -6, -12, IFN-γ und TNF-α und stimulieren damit die naive T-Zelle, sich zu vermehren und zugleich auszudifferenzieren.

❯ Die proinflammatorischen Zytokine stimulieren den Weg zu T_{H1}-Zellen, die antiinflammatorischen bezwecken eine Ausdifferenzierung zu T_{H2}.

❯ IL-2 ist ein Proliferationssignal, das auch autokrin wirken kann.

- Das ist nötig, weil aktivierte T-Lymphozyten sich möglichst schnell vermehren müssen, damit das Pathogen, das sie erkannt haben, effektiv bekämpft werden kann. IL-12 hat eine ähnliche Wirkweise. Beide stimulieren zudem die Differenzierung zu T_{H1}-Zellen.
- **TH1-Zellen** schütten IL-2, IL-3, TNF-α und IFN-γ aus, mit denen die Makrophagen aktiviert werden.

❯ IFN-γ gilt als das wichtigste proinflammatorische Signal der T_{H1}-Zellen, weil es die Pathogene als solche für die phagozytierenden Zellen markiert.

❯ IL-4 ist das stärkste Signal, die Antikörpersynthese zu steigern, und IL-10 ist der universelle Wirkstoff zur Beendigung einer inflammatorischen Reaktion.

- Obwohl beide zu den antiinflammatorischen Zytokinen zählen, sind sie doch Gegenspieler. Ein Überschuss an IL-4-induzierten Antikörpern ruft wiederum Allergien hervor, die IL-10 (sekretiert von T_{reg}-Zellen) genauso versucht zu verhindern wie die klassische Entzündung (◘ Abb. 3.16).

Manche Zytokine kann man nicht der einen oder anderen Gruppe zuordnen, wie Interferon-α, das bis zur Entwicklung von effektiven Virustatika die einzige Therapie gegen Hepatitis C war (damals lebenslänglich und ohne Heilung). Seit 2014 sind kombinierte Protease- und Polymerasehemmer auf dem Markt, die nach wenigen Monaten eine 99 %ige Heilungsrate aufweisen.

❯ IFN-α wie auch IFN-β sind Typ-I-Interferone, die sich deutlich von dem einzigen Typ-II-Interferon IFN-γ unterscheiden.

Sie werden alle von Genabschnitten ohne Introns generiert und vermehrt bei Virusexposition durch Makrophagen und Monozyten synthetisiert. Da sie auch antiproliferativ wirken, wird IFN-α vermehrt zur Tumortherapie eingesetzt. Seine Wirkung entfaltet es, indem die Zellen durch den Interferon-Rezeptor virale Peptide schneller über MHC I präsentieren. Dazu wird der JAK-STAT-Signalweg aktiviert.

Die letzte Gruppe der unspezifischen humoralen Antwort sind die Leberproteine, die i. d. R. in bestimmten Konzentrationen physiologisch vorkommen müssen. Kommt ihr Gleichgewicht durch Infektionen durcheinander, kann man sie gut als diagnostisches Mittel heranziehen.

❯ Stärkster Stimulus ist eine erhöhte IL-6-Sekretion.

Akute-Phase-Proteine (APP) nehmen bei Entzündungsreaktionen in ihrer Konzentra-

3

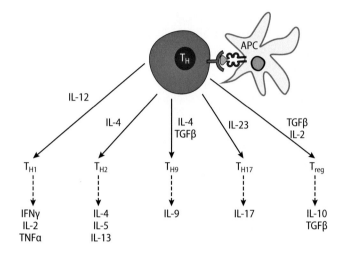

■ **Abb. 3.16** Zytokine: Freisetzung und Wirkung. Je nachdem, welche T-Helferzelle B-Zellen mit Zytokinen stimuliert, kommt es zum entsprechenden Klassenswitch

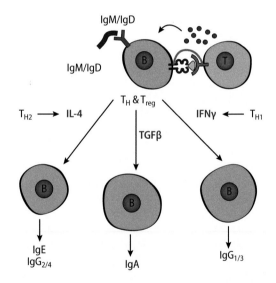

tion zu, beispielsweise das C-reaktive Protein (CRP) von physiologischen <5 mg/l auf über 100 mg/l. Oft reicht ein einzelner Wert jedoch nicht aus, und es kommt auf die Zusammensetzung der verschobenen Parameter an (■ Tab. 3.3).

❯ Das C-reaktive Protein ist ein Pentamer, das opsonisierend mit dem Komplementsystem interagiert.

Es ist das gängigste der APP und steigt schon wenige Stunden nach Beginn auch kleiner Entzündungsreaktionen an. Allgemein gilt, dass ein besonders starker Anstieg mit bakteriellen Infektionen vergesellschaftet ist, dies darf allerdings nicht als definitives Kriterium gewertet werden. Gut geeignet ist der Wert vor allem, um die Tendenz einer Infektion zu bewerten – wenn ein zweiter Wert nach einiger Zeit erhoben wird, kann man am Anstieg oder Abfall die Immunreaktion nachvollziehen.

Das **Procalcitonin** wird aus Kostengründen nur bei klaren Indikationen ermittelt, obwohl es der sensibelste Parameter

□ Tab. 3.3 (Anti-)Akute-Phase-Proteine

Akute-Phase-Proteine	Anti-Akute-Phase-Proteine
CRP	Albumin
Procalcitonin	Transthyretin (Präalbumin)
Fibrinogen	Antithrombin
FVIII	FXII
Plasminogen	Insulin-like growth factor 1 (IGF-1)
vWF	α_1-Fetoprotein
α_1-Antitrypsin	Thyroxin-bindendes Globulin (TBG)
Ferritin	Transferrin
Haptoglobin	
Hepcidin	
Caeruloplasmin	

ist. Mit seinem Anstieg kann man deutlich zwischen bakteriell (sehr hoch) und viral (kaum) unterscheiden, was man sich zur Verlaufsdiagnostik der Sepsis zunutze macht. Das Protein stammt aus dem gleichen Genabschnitt wie Calcitonin, hat aber keinerlei Wirkungen auf den Ca^{2+}- oder PO_4^{3-}-Stoffwechsel.

❯ Es trägt selbst zur Entzündungsreaktion bei.

Die **Gerinnungsmediatoren** vWF, FVIII, Plasminogen, Fibrinogen und α_1-Antitrypsin indizieren alle, dass der Körper versucht, die Entzündung einzudämmen.

❯ Die Aktivierung der Gerinnung soll eine Ausbreitung verhindern, während das Plasminogen die Gerinnsel wieder abbaut, damit es zu keinem Thrombus kommt.

Das System ist im Ungleichgewicht, und über einen längeren Zeitraum kommt es zur septisch verursachten Verbrauchskoagulopathie – die Faktoren würden schneller verbraucht, als sie nachsynthetisiert werden könnten. Das α_1-Antitrypsin hemmt nicht nur das Plasmin, sondern wirkt allgemein als Protease-Inhibitor und verhindert so ein Übergreifen der Entzündungsreaktion auf gesundes Gewebe.

Ferritin, Haptoglobin und **Hepcidin** zeigen an, dass die Erythrozyten in Mitleidenschaft geraten, z. B. im Rahmen einer hämolytischen Anämie, die intravasal $Fe^{2/3+}$-Ionen und Hämoglobin freisetzt. Letzteres muss dann von Haptoglobin gebunden werden, damit es in der Milz physiologisch verwertet werden kann. **Hepcidin** verhindert die Freisetzung weiteren Eisens aus Milzmakrophagen oder die Aufnahme aus dem Darm, damit das schon zirkulierende Eisen möglichst gänzlich von Ferritin gebunden werden kann.

❯ Dazu besetzt es den Membrantransporter Ferroportin, wodurch die Erreger, die oft auf Eisen für ihren Stoffwechsel angewiesen sind, über weniger Substrat verfügen.

Mit seinen 25 Aminosäuren ist Hepcidin eines der kleinsten APP. **Caeruloplasmin** ist ein Kupfer-bindendes Glykoprotein, das den Eisenstoffwechsel mit beeinflusst. Es reduziert die Eisen-Ionen, sodass sie von Transferrin in das Speichermolekül Ferritin verbracht werden können.

❯ Die Anti-Akute-Phase-Proteine werden vermehrt verbraucht, weswegen ihre Spiegel bei einer Entzündungsreaktion abfallen.

— **Transferrin** wird insofern verbraucht, als es mehr und mehr des zirkulierenden Eisens aufnehmen muss, um es an Ferri-

3

tin abgeben zu können, und es so dem Erregerstoffwechsel entzieht.

- **Antithrombin** und **FXII** werden permanent aktiviert, weil gerade der intrinsische Weg der Gerinnung getriggert wird.
- Durch die hohen Syntheseraten der Akute-Phase-Proteine, wird die **Albuminsynthese** sowie die Synthesen der anderen Proteine mit „normalen" Funktionen drastisch heruntergefahren – so auch **IGF-1** und **TBG**.

Spezifische Abwehr

❯ Als einzige Vertreter der humoralen adaptiven Immunantwort kommt den Antikörpern ein großes Aufgabenfeld zu. Ihre fünf Vertreter sowie ihre Subtypen kommen alle aus ein und demselben Genabschnitt, der unterschiedlich prozessiert wird.

So erklärt sich auch die Möglichkeit des Klassenswitches, was schlicht durch eine veränderte Transkription erfolgt.

Die Antikörper bestehen alle aus den gleichen Elementen:

- Sie besitzen ein F_{ab}-**Fragment** bestehend aus zwei leichten und zwei schweren Ketten, von denen je zwei variabel und zwei konstant sind. Diese variablen Regionen ermöglichen die breite Vielfalt an antigenspezifischen Bindungen, man nennt den entsprechenden Prozess somatische Rekombination.
- Über eine **Hinge-Region** ist das F_{ab}-Fragment mit dem F_c-Fragment verbunden.
- Das F_c-**Fragment** ist die Bindungsstelle für Leukozyten aus mindestens zwei schweren konstanten Ketten, und sein spezifischer Genabschnitt bestimmt die Immunglobulin-Klasse.
- Bei IgM und IgE ist noch eine weitere schwere Kette anhängig.
- Die F_{ab}- und F_c-Fragmentseiten sind über **Disulfidbrücken** miteinander verbunden.

- IgA besteht in den Körperflüssigkeiten aus **Dimeren** und IgM lagert sich zu **Pentameren** zusammen, es sei denn, es ist auf den B-Zellen exprimiert.

IgA kommt also hauptsächlich in Speichel, Tränenflüssigkeit, Muttermilch und auf Schleimhäuten vor, wo es die Hautbarriere in seiner Schutzfunktion unterstützt. Es wird von gewebsständigen Plasmazellen sekretiert und durch das Epithel geschleust.

IgE ist das Immunglobulin der Allergien und kommt sonst nur in geringsten Mengen vor. Man nutzt es diagnostisch wie auch zur Beobachtung von Hyposensibilisierungstherapien. Mastzellen binden an sein $F_{cε}$-Fragment über passende Rezeptoren und lösen so die Symptome der allergischen Reaktion aus.

❯ Der im Blut dominierende Antikörper ist IgG.

Er ist der einzige der fünf, der die Plazentaschranke passieren kann, was dem Ungeborenen zusammen mit IgA einen gewissen ersten Schutz bietet, bis das Kind sein eigenes spezifisches Immunsystem entwickelt. Bei Rhesusinkompatibilitäten zwischen Schwangerer und Fetus ist es aber auch der empfindliche Schnittpunkt.

❯ Seine opsonisierenden Eigenschaften markieren frei zirkulierende Erreger, die dann von Phagozyten eliminiert werden können.

Dazu haben die meisten Immunzellen einen $F_{cγ}$-**Rezeptor**. Von IgG gibt es wiederum vier Subtypen – IgG_1 stimuliert die T-Zell-Rekrutierung, IgG_2 erkennt Kohlenhydratantigene (wie bei den Blutgruppen), IgG_3 wirkt ähnlich IgG_1 und zusätzlich antiviral, IgG_4 wirkt modulierend (hemmend) auf die IgE-vermittelte Mastzellaktivierung.

IgD kommt frei ebenfalls kaum vor, jedoch durchaus viel gebunden an Plasmazellen. Es wird vornehmlich für die Ausbildung von B-Gedächtnis-Zellen benötigt. Als zweiter Vertreter der Plasmazell-Antigen-Rezeptoren ist IgM sowohl in gebundener Form als auch als freies Pentamer zu finden. In welcher Form es vorkommt, wird durch alternatives Spleißen bestimmt.

❯ Durch seine Größe kann das Immunglobulin eine starke Komplementaktivierung auslösen, bindet aber nur schwach an Erreger. Nach Erkennen einer Infektion erfolgt fast immer ein Klassenswitch zum stärker bindenden IgG oder anderen Antikörpern.

Die Reaktionen der AB0-Blutgruppen untereinander basieren auf IgM (◻ Abb. 3.17).

❯ Ein Klassenswitch, ausgelöst durch die Bindung von bestimmten T-Zellen, bedeutet, dass der Genabschnitt für die

Immunglobulinsynthese in den Plasmazellen dauerhaft verändert wird.

— Vor den DNA-Segmenten für die schweren konstanten Ketten ($C_\mu – C_\delta – C_{\gamma 3} – C_{\gamma 1} – C_{\alpha 1} – C_{\gamma 2} – C_{\gamma 4} – C_\varepsilon – C_{\alpha 2}$) liegt je eine sogenannte **Switch-Sequenz.**
— Sie kann die Segmente rearrangieren, wenn bestimmte Zytokine eine Signalkaskade auslösen.
— Vom Ausgangs-IgM kann ein Klassenwechsel zu IgD erfolgen, der insofern besonders ist, als beide Immunglobuline coexprimiert werden können (aufgrund ihrer räumlichen Nähe).

❯ Ein Switch zu IgG, IgA oder IgE ist unwiderruflich.

— Weil die IgG-spezifische-Sequenz vor IgA und IgE liegt, kann IgG im Verlauf zu den beiden weiter geswitcht werden.

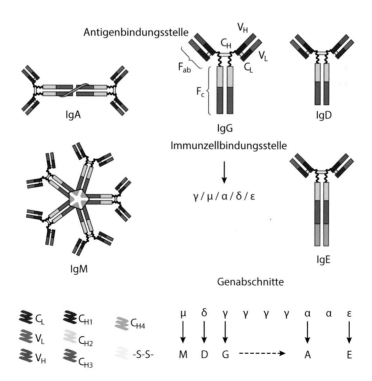

◻ **Abb. 3.17** Aufbau der Antikörper. Antikörper haben einen Y-förmigen symmetrischen Aufbau mit variablen Regionen für das Antigen und konstanten Regionen für die Immunzellen

3

❯ Die variablen Gensegmente V, D und J werden bei dem Klassenwechsel nicht neu arrangiert, schließlich hatten sie ein spezifisches Antigen gebunden, das nun weiterhin, aber verstärkt im Visier ist.

3.3.3 Allergische Reaktionen

Abgesehen von der immunologischen Toleranz der T-Zellen im Allgemeinen, dürfen die bereits zirkulierenden T-Zellen auch später nicht auf jeden kleinsten Fremdpartikel reagieren. Allergische Reaktionen sind überschießende Immunreaktionen auf harmlose Peptide, geringste Dosen von Allergenen oder Nicht-Protein-Fremdstoffe.

❯ Grundsätzlich ist ein Allergen immer ein Peptid, das heißt, im Kot der Milben und bei Erdnussbutter sind die enthaltenen Aminosäurestrukturen der Auslöser. Katzenhaare sind lediglich die Transportmedien des allergenen Proteins Fel d1.

Alle bekannten Auslöser tragen Bezeichnungen wie Ara h2 oder Der p1. Dass Menschen auch Nickelallergien entwickeln können, hängt damit zusammen, dass Nickel als Metall nicht frei im Blut zirkuliert, sondern sich an ein Transportmolekül heftet – ein Protein.

❯ Diese allergieauslösenden Kombinationen nennt man Hapten.

Damit der Organismus die spezifischen Antikörper bildet, gilt auch hier, dass er dem entsprechenden Antigen zumindest einmalig ausgesetzt sein muss. Der erste Kontakt mit einem Allergen wird nie zum fulminanten anaphylaktischen Schock führen, oft gibt es mehrere Expositionen mit sich von Mal zu Mal steigernden Symptomen. Die allergieauslösenden Antikörper der Klasse IgE, IgG oder IgM müssen erst durch einen Klassenswitch von den B-Lymphozyten synthetisiert werden.

❯ Es gibt vier Reaktionstypen eingeteilt nach Coombs und Gell: Die Soforttyp-Reaktion (allergische Rhinitis, Konjunktivitis, Asthma – Typ I), die Antikörper- oder zytotoxische Reaktion (Typ II), die Immunkomplex-Reaktion (Typ III) und die Spättyp-Reaktion (Typ IV).

Typ-I-Reaktionen können innerhalb weniger Minuten nach Allergenkontakt auftreten und müssen je nach Schweregrad mit einer aggressiven Immunsuppression unterdrückt werden.

❯ Grundlage der Reaktion sind zirkulierende IgE, die eine systemische Inflammationsreaktion auslösen.

Patienten haben durch eine unkontrollierte **Mastzelldegranulation** eine breite Vielfalt an Symptomen: Ödeme und Quaddelbildung der Haut, Parästhesien, Juckreiz, Durchfall, Erbrechen, Blutdruckabfall durch Vasodilatation und Verteilung des Volumens ins Interstitium, kompensatorische Tachykardien, Bronchospasmen und innerhalb von kurzer Zeit einen Herz-Kreislauf-Stillstand.

Bereits ab dem zweiten Stadium (leichte Atmungs- oder Herz-Kreislauf-Beteiligung) müssen Adrenalin, Glucocorticoide in hoher Dosis und Antihistaminika verabreicht werden. Das Adrenalin stabilisiert den Blutdruck und arbeitet dem Bronchospasmus entgegen, wirkt aber nur ein paar Minuten. Das Glucocorticoid unterdrückt die allgemeine Reaktion für etwa 12–36 Stunden je nach Präparat, braucht dafür jedoch mindestens 10, im Mittel annähernd 30 Minuten, bis es seine Wirkung entfaltet. Die Blockade der Histaminrezeptoren durch Antihistaminika verhindert die Wirkungen des Histamins – erhöhte Gefäßpermeabilität mit Ödembildung und Vasodilatation sowie

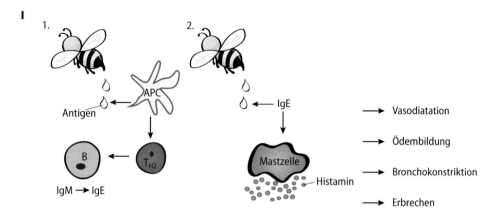

○ Abb. 3.18   Allergietyp I. Die Reaktionen I und II haben immer eine Immunglobulinantwort zur Folge

vermehrte Säuresekretion im Magen und erhöhte Darmtätigkeit (○ Abb. 3.18).

Beim **zytotoxischen Allergietyp** handelt es sich z. B. um Transfusionsreaktionen oder medikamenteninduzierte Reaktionen (die Agranulozytose bei Novalgingabe ist berühmt-berüchtigt). Der Pathomechanismus besteht in einer Antikörperbindung (IgG oder IgM) mit Komplementaktivierung an den fremden Erythrozyten oder mit dem Medikament besetzten Blutzellen.

❯ Das Komplementsystem und die durch Opsonisierung rekrutierten Phagozyten induzieren die Zelllyse oder die Apoptose, als wären die Blutzellen Pathogene. Dies erklärt die hämolytische Anämie, die sich als Symptom abzeichnet (○ Abb. 3.19).

❯ Mit Transfusionsreaktionen sind Inkompatibilitäten der MHC I und II von Spender und Empfänger gemeint, man spricht auch von den HLA („human leukocyte antigen").

Die wichtigste Übereinstimmung dabei ist das AB0-System, denn dieses greift schon kurz nach der Geburt, eine erste Exposition zur Sensibilisierung ist nicht nötig.

❯ Die Antigene auf Blutzellen sind Kohlenhydratstrukturen: A trägt

N-Acetyl-Galaktosamin und B Galaktose, jeweils gebunden an Fucose, 0 besitzt nur Fucose.

Man führt die frühe Antikörperbildung – hier IgM – darauf zurück, dass die Kohlenhydratantigene Merkmalen auf normalen Darmbakterien stark ähneln, gegen die physiologisch eine Abwehr gebildet werden muss. Antikörper können den feinen Unterschied nicht erkennen und greifen auch fremde Blutzellen an, wenn sie damit in Kontakt kommen. Mit dem Bedside-Test und strikten Regularien versucht man die Problematik einzudämmen, aber auch weniger prominente Oberflächenantigene können eine Reaktion auslösen. Rhesus, Kell und viele weitere – es gibt über 300 Blutgruppenmerkmale – würden jedoch erst bei mehrfacher Exposition starke Beschwerden verursachen können.

Die **Agranulozytose** ist eine isolierte Verminderung bis zum gänzlichen Fehlen von allen Granulozyten versursacht durch Medikamente. Die Reaktion kann innerhalb weniger Stunden, manchmal aber auch Tage auftreten und bedarf einer sofortigen Isolierung und symptomatischen Behandlung des Patienten. Dieser ist nicht mehr immunkompetent und kann an einer vermeintlich harmlosen Infektion versterben. Die Symptome sind diffus, z. B. Fieber, Schüttelfrost,

3

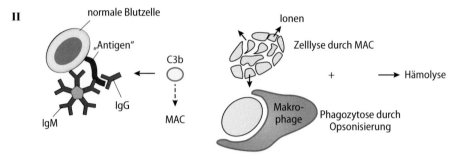

"Antigen" = gebundenes Medikament oder fremdes Kohlenhydrat

▣ **Abb. 3.19**   Allergietyp II. Das einfachste Beispiel ist die AB0-Inkompatibilität von Blutgruppen

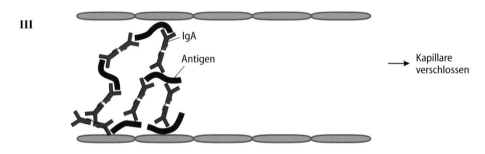

▣ **Abb. 3.20**   Allergietyp III ist durch einen pathologischen Prozess der Kapillargefäße gekennzeichnet

Lymphknotenschwellungen und Mundschleimhautentzündung (Aphten). Bei rigoroser Infektionsprophylaxe und nach Absetzen des Auslösers können Patienten sich nach einigen Wochen erholen.

Immunkomplex-Allergien sind besonders selten, zu ihnen gehört die Serumkrankheit, die allergische Vaskulitis und die Glomerulonephritis durch systemischen Lupus erythematodes.

❯ Das von IgA, IgG oder IgM abgefangene Allergen vermittelt eine Komplexierung von mehreren Antikörpern mit mehreren Antigenen (▣ Abb. 3.20).

Die kleinen Gefäße der Nephrone oder der Arteriolen und Venolen (in der Peripherie) werden damit verstopft, was die klinischen Symptome der einzelnen Krankheiten erklärt. Die sogenannte Serumkrankheit entsteht bei der Gabe von nichthumanen Proteinen.

Heute sind die meisten therapeutisch genutzten Proteine möglichst rein humanen Aufbaus. Bei den synthetischen Antikörpern indiziert die Endung, wie viel Bestandteil davon menschlich ist: -ximab ist weitestgehend chimär, -zumab hat noch den antigenbindenden Teil aus Mausprotein, -umab ist rein human.

❯ Spättyp-Reaktionen sind die einzigen, die zell- und nicht antikörpervermittelt auftreten.

Der Tuberkulintest ist eine lokal ausgelöste allergische Reaktion des Typs IV, vorausgesetzt der Patient wurde dem Tuberkulose-Erreger zuvor ausgesetzt. Das bedeutet aber auch, dass er bei geimpften Personen genauso positiv ausfällt wie bei symptomfreien Trägern, bei Patienten, die die Erkrankung einmal durchlebt haben, und eben den tatsächlich akuten Patienten. Man benutzt den Test heute nicht mehr, aber er ist

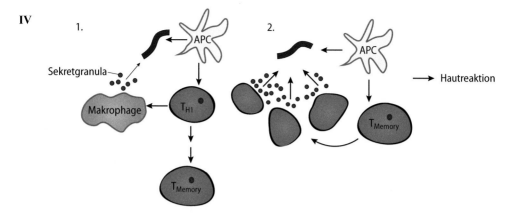

◘ Abb. 3.21   Typ IV ist die einzige rein zellvermittelte Reaktion

ein hervorragendes Beispiel für Typ-IV-Reaktionen.

Bei einer Infektion oder Impfung bilden sich nach einigen Wochen T-Gedächtniszellen aus (wie für B-Gedächtniszellen erläutert, ▶ Abschn. 3.3.1), die bei erneutem Antigenkontakt eine „beschleunigte" Aktivierung der T-Zellen nach sich zieht. Es kommt nach bis zu 72 Stunden zu einer i. d. R. lokalen Rötung und Schwellung. Die Metallallergien und das Krankheitsbild des Kontaktekzems basieren auf dem gleichen Mechanismus (◘ Abb. 3.21).

3.4   Transportmoleküle

Viele der Transportmoleküle sind namentlich schon aufgetaucht, vor allem bei den Akute- und Anti-Akute-Phase-Proteinen. Das hängt damit zusammen, dass die große Masse an Proteinen im Blut von der Leber synthetisiert wird. Die Leber ist ein relativ uneigennütziges Organ, denn sie ermöglicht die gesamte Substratversorgung, einen Großteil der Metabolitelimination und eben die Synthese der Transportvehikel für den Organismus. Moleküle, die nicht frei im Blut zirkulieren können, sind lipophile (Steroidhormone) oder reaktive Substanzen (Eisen-Ionen), die in dem hydrophilen Medium Blut nicht gut löslich wären. Um das

Thema nicht ins Unendliche ausufern zu lassen und weil eine Menge an spezifischen Transportproteinen schon vorgestellt wurde, wird der Universaltransporter Albumin als Stellvertreter abgehandelt. Eine letzte unverzichtbare Gruppe an Transportern sind die Lipoproteine, deren Aufgabenfeld der gerichtete Lipidtransport ist.

3.4.1   Albumin

Das Anti-Akute-Phase-Protein ist nicht nur Transporter für lipophile Moleküle jeder Art, sondern auch für den kolloid-osmotischen Druck in den Gefäßen zuständig. Es macht 60 % der Plasmaproteine aus und kann mit seiner Größe von 66 kDa beim Gesunden gerade so nicht mehr über den Harn ausgeschieden werden. Kommt es jedoch zur Nierenschädigung, findet sich zuerst eine erhöhte Fraktion von Albumin im Urin, bevor größere Proteine nachziehen.

Der **kolloidosmotische Druck** beschreibt die Gesamtheit an im Blut gelösten Stoffen, die das Wasser in den Gefäßen halten. Die entgegenwirkende Kraft ist der hydrostatische Druck. An den Kapillaren nähern sich die beiden so weit an, dass kaum noch irgendein Druck herrscht. Dadurch verlangsamt sich der Blutfluss – zusätzlich zum Effekt der immer weiter verzweigten parallel

3

geschalteten Gefäße – und die Zellen können „in Ruhe" Metabolite gegen Substrat austauschen. Mehr zu dem Thema kann man in Physiologiebüchern finden.

Proteine sind allgemein durch ihre hydrophilen Eigenschaften Wasser anziehende Moleküle. Ein Verlust bei Nierenschädigungen oder Brandverletzungen kann zu einem dramatischen Wasserverlust in das Interstitium führen, der Mensch dehydriert.

> Albumin ist so ein besonders versiertes Protein, weil es zwar hydrophil ist, aber nicht strikt baso- oder acidophil. So kann es als Ampholyt Moleküle beider Ladungen aufnehmen und transportieren.

Die meisten Moleküle haben zwar auch einen spezifischen Transporter, aber Albumin liegt in so großen Mengen vor, dass es sich als eine Art Reserve eignet.

> Es kann bis zu sieben Fettsäuren auf einmal transportieren.

Xenobiotika sind körperfremde Stoffe, die über die Biotransformation der Leber eliminiert werden müssen, wie z. B. Medikamente oder Alkohol. Die Biotransformation ist im Prinzip der Prozess, den auch Cholesterin durchläuft, um in die Galle zu gelangen – Cytochrom-P450-Enzyme hydroxylieren das Molekül, das danach mit einer Aminosäure, Acetyl-CoA oder Glucuronsäure konjugiert wird. Die Beeinflussung von Wirkung und Wirkspiegeln vieler Medikamente basiert überhaupt erst auf der Biotransformation. Es ist zentraler Bestandteil der Pharmakologie, die Abbauwege der Medikamente zu kennen, denn werden mehrere Stoffe über ein Enzym abgebaut, erklärt das oft ihre Interaktionen.

> Warum muss man die Begrifflichkeit Xenobiotikum kennen, wenn es doch um Albumin geht? Nun, weil Albumin viele dieser Stoffe bindet (genannt Plasma-

proteinbindung) und damit auch Einfluss auf die Wirkung und Verteilung von Medikamenten im Organismus nimmt.

Acetylsalicylsäure (ASS), Cumarinderivate, Ibuprofen und Sulfonylharnstoffe sind nur die bekanntesten unter ihnen.

3.4.2 Lipoproteine

Die Gruppe der Lipoproteine ist deswegen so interessant, weil sie so streng zugeteilte Aufgaben haben, welches Molekül welche Bestandteile von Ort A nach Ort B bringt.

> Es handelt sich um hepatisch synthetisierte Proteine, die die hydrophoben Eigenschaften der Lipide abschwächen und damit transportfähig machen – ähnlich Albumin, nur spezifischer.

In Band Energiestoffwechsel, ▶ Kap. 2 ging es um Triacylglyceride (TAG), die Speicherformen der Fettsäuren (die echten Fette), Cholesterin, die Fettsäuren grundsätzlich und um modifizierte Lipide wie die Phospholipide. Das System mag auf den ersten Blick chaotisch erscheinen, hat aber eine sehr logische Struktur (◘ Abb. 3.22).

Aus der Nahrung werden vornehmlich Triacylglyceride und Fettsäuren aufgenommen, die im Darm durch Lipasen zerlegt und im Enterozyten wieder zu TAGs zusammengesetzt werden. Aufgrund der großen Menge zu transportierenden Fetts müssen sie über die Lymphe in die Blutbahn gelangen und umgehen dabei praktischerweise die Leber.

> Eindeutig differenzieren kann man die Chylomikronen von den anderen durch ihr Apolipoprotein (Apo) B48.

— Apolipoproteine sind noch nicht mit Lipiden beladen Proteine. Bei Eintritt in die Blutbahn kommen die Chylomikronen mit den anderen Lipoproteinen zu-

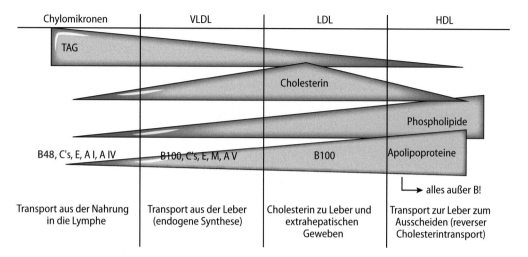

Abb. 3.22 Lipoproteine. Dort, wo das Wort TAG, Cholesterin, Phospholipid oder Apolipoprotein ausgeschrieben steht, ist immer die höchste Konzentration

sammen und können ihren Inhalt austauschen. **Apo CII** aktiviert die Lipoproteinlipase an den Zielzellen in Muskel- und Fettgewebe bzw. deren kapillärem Endothel. Sie lösen nach Bedarf der Zelle Fettsäuren heraus.

— Bleiben einige TAGs übrig, werden sie mit einem größeren Anteil an Cholesterin in **VLDL** (Very low density lipoprotein) verpackt. Dazu muss das Überbleibsel des Chylomikrons erst zur Leber wandern.

❯ VLDL transportiert all die Lipide, die von der Leber selbst synthetisiert wurden oder die diese (von Chylomikronen angeliefert) nicht benötigt (anaboler Stoffwechselzustand).

— VLDL zirkuliert erneut und versucht seinen Inhalt an die Gewebe über die Lipoproteinlipase abzugeben.

— Sowohl die Chylomikronen als auch die VLDL verfügen über Apo AI, AIV, CI und D, die alle Aktivatoren der hepatischen **Lecithin-Cholesterin-Acyltransferase** sind. Diese synthetisiert Cholesterinester, aus Fettsäuren und Cholesterin, die

von LDL (Low density lipoprotein) aufgenommen werden können.

❯ LDL ist besonders, weil es ausschließlich Apo B100 (das Protein, aus dem Apo B48 durch alternatives Spleißen entstehen kann) besitzt.

— Zellen, die mit LDL-Rezeptoren besetzt sind, können darüber das gesamte Molekül endozytotisch aufnehmen, die Cholesterinester herauslösen und den LDL-Rezeptor zurück zur Zelloberfläche schicken.

❯ Hat das Cholesterin oder sein Derivat seinen Zweck erfüllt, kann es über HDL (High density lipoprotein) zurück zur Leber gebracht werden, um über die Galle ausgeschieden zu werden.

— HDL ist gekennzeichnet durch eine hohe Konzentration an Phospholipiden, die wie die Zellmembranen ihre hydrophilen Köpfe nach außen und ihre hydrophoben Fettsäureschwänze nach innen ausrichtet und die Cholesterinester so transportabel macht. Es ist im Besitz aller Apolipopro-

3

teine AI–IV, CI-III, D, E und M, trägt aber weder B48 noch B100.

Apo CIII inhibiert die Lipoproteinlipase und steigert damit den Anteil zirkulierender Lipoproteine, hat also einen modulierenden Effekt und kommt am meisten in VLDL vor. Damit die von HDL und VLDL aufgenommenen Cholesterinester sie auch wieder verlassen können, ermöglicht **Apo E** die endozytotische Aufnahme über verschiedene Rezeptoren. **Apo D** hingegen fördert den Austausch von Cholesterin zwischen den verschiedenen Lipoproteinen. Apo AII und III konnten noch nicht eingeordnet werden.

■ **Pathobiochemie**
Hyperlipidämien haben ihren Ursprung oft in der Fehlfunktion der Lipoproteine oder ihrer assoziierten Enzyme und Rezeptoren. Bei ausreichendem Cholesterin in den Zellen werden weniger LDL-Rezeptorten exprimiert, sodass eine Hypercholesterinämie entstehen kann, die sklerotische Plaques begünstigt. Es gibt Gendefekte (familiäre Hypercholesterinämie), bei der der LDL-Rezeptor zu schnell abgebaut wird, um recycelt zu werden, und die diesen Effekt massiv verstärken. HDL wird gemeinhin als der „gute" Cholesterin-Parameter betrachtet, weil es Cholesterin aus dem Körper eliminiert. Es ist also das Verhältnis der vier sowie die Menge und Vielfalt der Lipide, die einen balancierten Lipidhaushalt des Körpers gewährleisten. Mehr zur Hypercholesterinämie steht auch im Band Energiestoffwechsel ▶ Abschn. 2.2.2 und 2.1.3

Krankheitserreger

Inhaltsverzeichnis

© Springer-Verlag GmbH Deutschland, ein Teil von Springer Nature 2021
F. Harmjanz, *Biochemie - Regulation, Blut, Krankheitserreger*,
https://doi.org/10.1007/978-3-662-60268-3_4

4

Pathogene sind Organismen oder Bestandteile von Organismen, die Krankheiten auslösen. Dabei müssen die Organismen kein vollständig unabhängiger Zellverband sein, sondern können auch nur aus einer einzigen Zelle oder gar einer geschützten Geninformation (RNA, DNA) bestehen.

Bevor man die Therapien mit Antibiotika und Virustatika mühsam auswendig lernt, kann man sich viele Wirkmechanismen anhand des Aufbaus und der Funktion der Erreger herleiten. Viele Bakterien sind auch keine Bedrohung, sondern nötig für die Gesundheit und Abwehr des Körpers. Haut und Darm sind mit Hunderten von Prokaryoten besiedelt, die uns im Regelfall nicht schaden. Manche Viren können ein Leben lang im Wirt Mensch hausieren, ohne ihm zu schaden.

Der schnelle Wandel des Genpools von Bakterien, Bakteriophagen und Viren lässt die Wissenschaft immer hinterherhinken, manche Erreger sind aber auch seit Jahrhunderten die gleichen geblieben. Auf die bekanntesten und für das Verständnis der grundlegenden Mechanismen wichtigsten Vertreter soll hier eingegangen werden.

4.1   Bakterien

Einzellige Lebewesen ohne Zellkern sind Bakterien, die eine der beiden Arten von Prokaryoten bilden, die Archaeen (Archaea) sind die andere Art. Man beschreibt Archaeen, Bakterien und Eukaryoten als die drei „Domänen" der Lebewesen. Archaeen sind auch Einzeller, unterscheiden sich aber im Wandaufbau und in ihrer intrazellulären Funktion, die meisten leben unter extremen

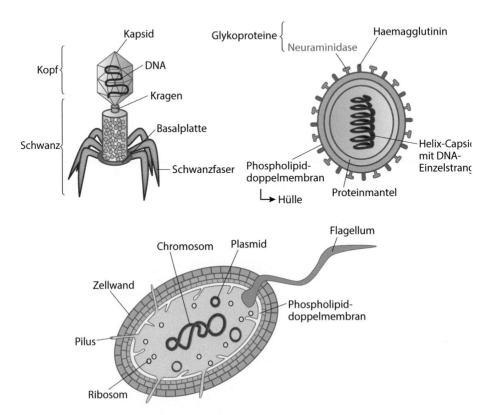

☐ **Abb. 4.1**   Aufbau der Krankheitserreger. Bakterien (grampositiv), Bakteriophagen und Viren (Influenza, Orthomyxovirus)

◻ **Tab. 4.1** Einteilung der Bakterien

	Grampositiv	Gramnegativ	Variabel
Stäbchen	Actinomyces Bacillus Clostridium Corynebacterium Listeria Nocardia	Bordetella Brucella Campylobacter Enterobacteriae (Escherichia, Yersinia, Salmonella, Shigella) Haemophilus Helicobacter Legionella Pseudomonas Vibrio	Borrelia Chlamydia Mycobacterium Mycoplasma Rickettsia Treponema
Kokken	Enterokokken Staphylokokken Streptokokken	Moxaxella Neisseria	

Bedingungen wie hohen Temperaturen oder wenig bis keinem Sauerstoff.

Bakterien kann man nach verschiedenen Eigenschaften einteilen.

❯ Histologisch gibt es die Unterscheidung zwischen gramnegativen und grampositiven Erregern sowie Erregern mit variabler Gram-Färbung.

Diese eignet sich im medizinischen Bereich besonders, weil unter Einbezug der Form und des Ansprechens auf Antibiotika eine schnelle therapierelevante Diagnostik erfolgen kann. Auch ihr bevorzugtes Besiedelungsgebiet gibt Aufschluss – so kommen obligat aerobe, obligat anaerobe, fakultative und obligat intrazelluläre Erreger vor.

❯ Gram-Färbungen werden mit Gentiana-violett angefertigt, das an dicken Mureinschichten (Zellwand) komplexiert, sodass sich die Farbe nicht mehr auswaschen lässt oder Alkohol diese wieder löst. Danach wird noch einmal mit Fuchsin gefärbt.

Bevor es um ein paar der Vertreter gehen soll (◻ Tab. 4.1), kann der Grundbau der Bakterien für alle zusammengefasst werden.

Die DNA liegt hauptsächlich als einzelnes ringförmiges, nicht kondensiertes Chromosom und in mehreren kleinen Plasmiden vor, die Transkription und Replikation sind in ▶ Band Zelle beschrieben (▶ Abschn. 2.2.4 und 2.4.2).

❯ Plasmide ermöglichen den Austausch von DNA zwischen den Bakterien (Konjugation), die vor allem Antibiotikaresistenzen vermitteln.

– Auch freie DNA kann aufgenommen werden, dann spricht man von **Transformation**.
– Ein dritter Weg der Genmodifikation ist die Infektion mit Phagen-DNA aus den Bakteriophagen (**Transduktion**), denen ein ganzer Abschnitt (▶ Abschn. 4.1.3) gewidmet ist.

Es gibt keine abgetrennten Zellorganellen und auch keinen Nukleus, in dem die DNA abgegrenzt wäre. Ribosomen sind jedoch erkennbar, ihre Größe von 70 Svedberg setzt sich aus einer 30S- und einer 50S-Untereinheit zusammen. Die membrangebundenen Enzyme befinden sich entlang der Plasmalemm, die der eukaryotischer Zellen gleicht.

4

> Mit einer Ausnahme, den Mykoplasmen, haben alle Bakterien um die Plasmalemm noch eine Zellwand aus Murein.

Diese kann viele Schichten beinhalten (dann fixiert sie die Gram-Färbung) oder wenige.

> Murein ist ein Peptidoglykan, das weitere Moleküle wie z. B. (Lipo-)Teichonoder Teichuronsäure binden kann, die auch als Oberflächenantigene vom befallenen Wirt erkannt werden können (▢ Abb. 4.2).

Weitere aus dem Bakterium herausragende Strukturen sind die **Fimbrien** (auch Pili, F-Antigene) und das **Flagellum** (auch Geißel, H-Antigene).

> Fimbrien sind für die Anhaftung an Wirtszellen wichtig und zählen dadurch zu den Pathogenitätsfaktoren.

— Sie haben eine kurze, relativ starre Form und kommen meist in großer Zahl auf der Bakterienoberfläche vor.
— Eine Sonderform ist der **Sexpilus**, über den die Konjugation von Geninformationen mit anderen Bakterienzellen erfolgen kann.

> Das Flagellum setzt sich aus Flagellin-Monomeren zusammen, die eine rotatorische Bewegung hervorrufen können.

— Ähnlich der ATP-Synthase gibt es einen aktiv drehenden Anteil und einen die Energie aufnehmenden Stator bzw. zwei, die ebenfalls Protonen über die Membran transportieren. Damit bewegt sich das Bakterium um die eigene Achse drehend (Rotor dreht gegen den Uhrzeigersinn) oder taumelnd (Rotor dreht im Uhrzeigersinn) fort. Manche Bakterienarten besitzen sogar mehrere Flagellen zur Fortbewegung (▢ Abb. 4.3).

> Die Formeinteilung nach Stäbchen und Kokken ist beinahe selbsterklärend.

— **Stäbchen** haben einen eher länglich-ovalen Zellkörper. Sie können sich in langen „Schnüren" zueinander anordnen oder einzeln verteilt vorliegen.
— Die kugelförmigen **Kokken** zeigen unter dem Mikroskop größere Haufen auf, z. B. traubenförmig, in Ketten ähnlich denen globulärer Proteinfilamente, oder sie sind in Zweiergruppen auszumachen (Diplokokken).

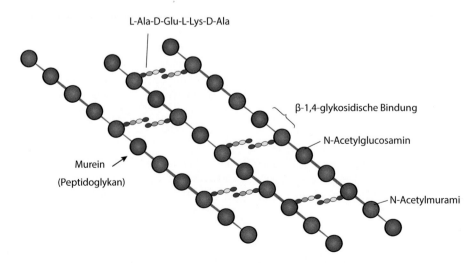

L-Ala-D-Glu-L-Lys-D-Ala

β-1,4-glykosidische Bindung

N-Acetylglucosamin

Murein
(Peptidoglykan)

N-Acetylmurami

▢ **Abb. 4.2**   Mureinschicht

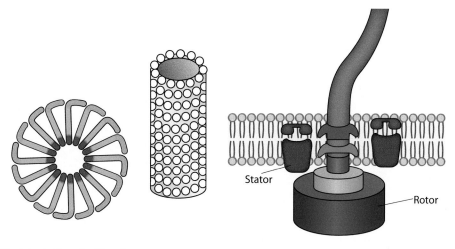

☑ Abb. 4.3 Aufbau der Flagellen

— Sonderformen sind z. B. **Spirochäten**, die sich als fadenförmige Spiralen darstellen lassen.

Eine letzte bei allen Gram-Färbungen mögliche Struktur ist die **Schleimkapsel**.

❯ Diese kommt noch einmal außerhalb der dicken Mureinschicht oder äußeren Membran vor und setzt sich aus Polysacchariden (K-Antigenen), manchmal auch aus Peptiden zusammen.

Sie bilden einen nicht obligaten Schutzmantel, den das Bakterium nur unter bestimmten Bedingungen aufbaut. Phagozytierende Zellen des Wirts können die Bakterien kaum internalisieren und zersetzen, denn sie können nicht opsonisiert werden. Der Schleim verhindert ein schnelles Austrocknen und vermittelt einen besseren Zusammenhalt des Bakterienzellverbands.

❯ Die verschiedenen erwähnten Antigene H, F und K sind Komponenten der Bakterienzellstrukturen, die mit der Außenwelt in Kontakt kommen und zu Agglutination mit spezifischen Antikörpern führen können.

Das K-Antigen der Schleimkapsel stellt eine Besonderheit dar, weil es die Agglutination, die normalerweise über O-Antigen vermittelt würde, verhindert.

❯ O-Antigene sind Lipopolysaccharide (▶ Abschn. 4.1.2), die durch die Kapsel verdeckt werden.

4.1.1 Grampositive Bakterien

Aufgrund ihrer dicken Mureinschicht sind Grampositive Erreger zwar einerseits gut geschützt, andererseits bietet es eine gute Angriffsfläche für Medikamente. Viele lösen die Verbindungen der Zellwand, sodass das Bakterium folgend von den Zellen des Immunsystems phagozytiert werden kann. Der wichtigste Vertreter dieser Medikamente ist das **Penicillin**, das 1928 als erstes Antibiotikum entdeckt wurde.

❯ Einmal im Bakterium eingeschleust, blockiert das Molekül die Transpeptidase, die die Glykanketten miteinander durch kurze Peptide verknüpft.

Penicillin besteht aus einem **β-Lactam-Ring**, gegen den manche Pathogene wieder einen

◨ **Abb. 4.4** β-Lactam-
Antibiotika

Abwehrmechanismus ausgebildet haben.
Durch Plasmidaustausch können Bakterien
das Enzym **β-Lactamase** synthetisieren, das
den Ring spaltet und das Antibiotikum un-
wirksam macht (◨ Abb. 4.4).

Staphylokokken

Die sich traubenförmig vermehrenden
Staphylokokken gehören zur normalen
Flora der Haut (S. epidermidis). Von ihnen
gibt es mehrere Arten, S. aureus kann besonders pathogen wirken. **MRSA** – früher
Methicillin-, heute **Multiresistener S. aureus** – stellt ein großes Problem in Pflegeein-
richtungen und Krankenhäusern dar.

S. aureus ist ein obligat aerober Erreger,
der mit den Enzymen **Katalase** und **Koagu-
lase** ausgestattet ist.

❯ Letzteres gehört zu den diversen Pathogenitätsfaktoren des Bakteriums und
wird sezerniert, damit das Fibrin des angreifenden Immunsystems koaguliert,
ohne die Erreger einzuschließen.

Dabei ist ein weiteres Zellwandprotein hilfreich, der sogenannte **Clumping-Faktor**.
Die Katalase arbeitet im menschlichen
Organismus in den Peroxisomen. Für die
Bakterien ermöglicht es den Abbau schädi-
genden Wasserstoffperoxids aus den neutrophilen Granulozyten zu Wasser und Sauerstoff.

❯ Das Protein A in der Zellwand verhindert, dass die Bakterien von Antikörpern (IgG) markiert werden können,
indem sie diese am Fc-, statt am Fab-Teil
binden.

❯ Weitere Antigene, die das wirtseigene
Immunsystem übermäßig stimulieren,
werden Superantigene genannt.

Sie können zu fulminanten Krankheits-
bildern führen, bei denen der Besiedelungs-
ort nicht mehr der Schauplatz der Symptomatik ist, wie beispielsweise das Toxic Shock
Syndrome (TSS), ausgelöst durch das
TSS-Toxin.

Denkstütze

Pathogenitätsfaktoren werden manchmal auch als Virulenzfaktoren bezeichnet, der Begriff lässt aber fälschlich
vermuten, dass es sich immer um virale
Erreger handelt. Bestimmte Enzymausstattungen, Oberflächenproteine oder -
strukturen verbessern die Abwehr des
Erregers und schaden dabei oft zusätzlich dem Wirt. Diese bunte Gruppe an
Eigenschaften wird als Pathogenitätsfaktoren zusammengefasst und lässt
Rückschlüsse auf die krankheits-
fördernde Wirkung der Erreger zu.

4.1.2 Gramnegative Bakterien

Die dünne Mureinschicht gramnegativer Bakterien hat zur Plasmalemm einen größeren Abstand, genannt **periplasmatischer Raum**.

❯ Um die Mureinschicht befindet sich noch eine weitere äußere Membran bestehend aus Lipopolysacchariden (O-Antigen), Lipid A und einem Polysaccharid.

Lipid A ist bekannt für seine endotoxische Wirkung. **Endotoxine** werden erst beim Absterben des Bakteriums freigesetzt und lösen dann eine Entzündungsreaktion aus, die selbst noch einmal bedrohlicher sein kann als die ursprüngliche Wirkung der Bakterien.

❯ Endo- und Exotoxine sind Pathogenitätsfaktoren.

Exotoxine sind in Vesikeln gespeichert und werden von lebenden Bakterien ausgeschüttet, die bei grampositiven Erregern genauso vorkommen können.
Enterobakterien sind gramnegativ und befinden sich im Darm. Viele davon sind apathogen und aufgrund der Lokalisation leicht nachvollziehbar fakultativ anaerob. E. coli eignet sich sehr gut zur Veranschaulichung der gramnegativen Bakterien als Hauptvertreter der Enterobakterien.

❯ Der Aufbau der gramnegativen Erreger bietet keine gute Angriffsfläche für β-Lactam-Antibiotika.

Ein Medikament, das beide Gruppen bekämpfen kann, ist das Tetracyclin, welches an die 30S-Einheit der Ribosomen bindet und diese blockiert. Dadurch wird die prokaryotische Translation empfindlich gestört. Die unterschiedliche Größe von bakteriellen und menschlichen Ribosomen verhindert eine Schädigung wirtseigener Zellen, nur die

Bakterien werden gezielt attackiert. Nachteil aller Antibiotika ist, dass sie nicht zwischen apathogenen und pathogenen Erregern unterscheiden können und so die natürliche Darm- und Hautflora beeinträchtigen.

E. coli

Escherichia coli sind ebenfalls die Regel im menschlichen Organismus, kommen jedoch vor allem im Gastrointestinaltrakt vor. Besiedeln sie einen anderen Bereich, z. B. die Harnwege, kommt es zum Pathomechanismus. Manche Arten von E. coli sind allgemein pathogen, wie beispielsweise EHEC (enterohämorrhagische E. coli) oder ETEC (enterotoxische E. coli).

❯ E. coli sind Kapselbildner (K-Antigen), tragen Geißeln (H-Antigen), Lipopolysaccharide (O-Antigen) und manche von ihnen sind im Besitz von Exotoxinen.

— So produziert EHEC das Shiga-like-Toxin, welches an Enterozytenmembranen binden kann und die normale Proteinbiosynthese der Zelle inhibiert.
— ETEC sind dafür wieder Katalasepositiv (besitzen das Enzym).

Weitere Informationen zu allen möglichen Erregern und deren einzigartigen Eigenschaften sind in Mikrobiologiebüchern zu finden.

4.1.3 Bakteriophagen

Erreger, die Bakterien ähnlich befallen wie Viren den Menschen, sind Bakteriophagen. Die kleinen Strukturen, die im Aufbau an eine Sci-Fi-Spinne erinnern, bestehen aus einer Kopf- und einer Schwanzregion.
Der **Kopf** gleicht einem unbehüllten Virus und kann sowohl DNA als auch RNA, als Einzelstrang oder Doppelstrang, linear oder kreisförmig beinhalten. Der **Schwanz** vermittelt das Anhaften an die Bakterien, die der Bakteriophage befällt.

Dabei gibt es spezifische Bakteriophagen für beinahe jeden Bakterienstamm.

> Der Prozess des Befalls eines Bakteriums lässt sich mit dem des Virusbefalls vergleichen (▶ Abschn. 4.2).

Manche Bakteriophagen schaden ihrem Wirt nicht, andere sind virulent und können zur Zelllyse ihres Wirts führen.

Der neuste Stand der Wissenschaft macht es heute möglich, gegen multiresistente Erreger mit einer sogenannten **Phagentherapie** zu behandeln. In Osteuropa, wo oft Mangel an Antibiotika herrscht, ist die Behandlung mit Phagen seit vielen Jahrzehnten Standard. In Deutschland ist diese noch nicht zugelassen, aber im Rahmen von Studien eines Forschungszusammenschlusses ist die Therapie an der Charité Berlin mittlerweile in Nutzung.

Der Vorteil ist ebenjener, dass Bakteriophagen die eukaryotischen Zellen nicht infizieren oder schädigen und damit eine sehr gezielte Behandlung ermöglichen.

Nachteil ist, dass pro Erreger der spezifisch virulente Bakteriophage gefunden werden muss. Über lange Zeiträume hinweg können Bakterien auch gegen sie Schutzmechanismen entwickeln, und das Absterben großer Mengen an Bakterien mit Endotoxinen kann zu sekundären Problematiken führen.

4.2 Viren

Viren und Virionen sind keine Domänen des Lebens, weil sie nicht ohne Wirt existieren können. Es handelt sich um Partikel mit eigener Geninformation, die auf die Grundfunktionen der Wirtszellen angewiesen sind. Das bedeutet auch, dass sie sich in einer Zelle befinden müssen, um sich zu vermehren und ihre eigenen Proteinstrukturen synthetisiert zu bekommen. Systematisch macht es Sinn, die Beschaffenheit der Geninformation und ihre Verpackung für eine Gliederung zu nutzen.

> Es gibt RNA und DNA in einem Helix- oder Ikosaedercapsid, behüllt oder unbehüllt. Die Ribonukleotidstränge können einzeln oder doppelt vorliegen.

> Die Capside sind grob vergleichbar mit dem Nukleus einer eukaryoten Zelle, mit dem Unterschied, dass sie eine reine Hüllfunktion haben, zur Abgrenzung spricht man auch von einem Proteinmantel.

Mit behüllten und unbehüllten Viren ist gemeint, dass es zusätzlich zu der meist noch umgebenden Proteinstruktur eine richtige Phospholipiddoppelmembran gibt.

Virionen zeichnen sich dadurch aus, dass sie ausschließlich von ihrem Capsid umgeben sind und extrazellulär vorliegen, denn sie sind die infektiösen Virusbestandteile, die von Zelle zu Zelle „wandern".

Die Therapie von Virusinfektionen gestaltet sich oft schwierig, da die Wirtszellen möglichst nicht geschädigt werden sollen. Heute gibt es trotzdem eine breite Auswahl an **Virustatika**, die in den spezifischen viralen Lebenszyklus eingreifen und damit eine Vermehrung verhindern.

> Der Körper selbst bekämpft virale Infektionen durch seine CD8$^+$-T-Zellen, die die veränderte MHC-I-Präsentation erkennen können. Dabei geht jedoch die erkrankte Zelle apoptotisch oder nekrotisch unter.

4.2.1 RNA-Viren

RNA-Viren sind breit aufgestellt aufgrund der Möglichkeit, ihre Geninformation in den verschiedensten Formen zu verpacken.

Bei RNA-Einzelstrang-Viren kann man positive oder negative Einzelstränge differenzieren, die direkt als mRNA genutzt werden können (+) oder erst umgeschrieben werden müssen (–). Diese Transkription erfolgt durch eine RNA-abhängige RNA-Polymerase, die assoziiert an die RNA vom Virus mit eingeschleust wurde.

❯ Positive Einzelstrang-RNA-Viren sind schon ohne die Hülle des Virus mit seinen eigenen Proteinen virulent, denn der Wirt translatiert sie ohne vorherige Prozessierung.

Ohne Transkriptionsenzyme haben RNA-Viren auch keine Reparaturenzyme für etwaige Transkriptionsfehler, was dazu führt, dass die Viren extrem hohe Mutationsraten aufweisen.

Doppelstrang-RNA muss ebenfalls von einer mitgebrachten RNA-Polymerase in mRNA umgeschrieben werden. Man nennt diese Virus-Polymerasen allgemein Transkriptasen (◻ Abb. 4.5).

HIV

Das in den 1980ern entdeckte **Humane Immundefizienzvirus** ist ein Retrovirus, das heißt, seine Geninformation liegt als RNA vor, die jedoch nicht einfach transkribiert werden kann.

– Sie muss erst mithilfe seiner eigenen Proteine, der **reversen Transkriptase** (RNA-abhängige DNA-Polymerase) und der **Integrase**, in DNA umgeschrieben und dann in die Wirts-DNA eingesetzt werden.

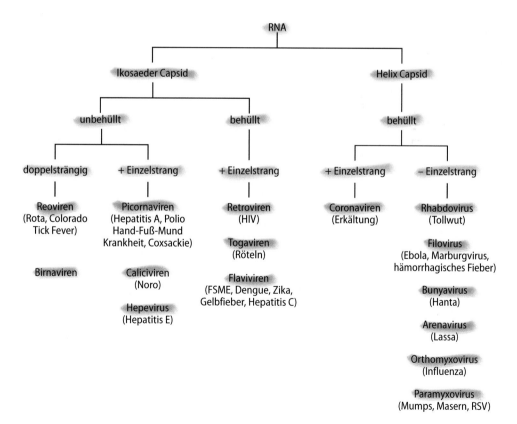

◻ **Abb. 4.5** Einteilung der RNA-Viren. Es sind bei Weitem nicht alle Virenarten aufgegliedert, aber für den Menschen relevante Beispiele genannt, wenn möglich

4

- Dort durchläuft die DNA ihren normalen Transkriptionsprozess und transkribiert dabei die Virus-DNA mit.
- Die später translatierte Virus-mRNA synthetisiert die Proteine des Virus hintereinander weg.

❯ Deswegen besitzt das Virus auch eine eigene Protease, die die Proteine voneinander löst.

HIV ist ein so schwer angreifbares Virus, weil es hauptsächlich genau die Zellen als Wirt nutzt, die normalerweise einen Virusbefall bekämpfen könnten, die CD4$^+$-T-Zellen.

❯ Die Oberflächenproteine gp41 und 120 können an den CD4-Rezeptor binden und ihre Adhäsion sogar noch über nahegelegene Zytokinrezeptoren (CCR4 und -5) verstärken.

Außerdem löst das neu gebildete Virus in der Wirtszelle eine Signalkaskade aus, sodass die Wirtszelle platzt. Damit werden die neuen Viren freigesetzt und der Patient wird zugleich zunehmend immunsupprimiert.

Die Besonderheiten des HI-Virus nutzt man heute für eine effektivere Therapie. Patienten erhalten Kombinationen aus **Nukleotidanaloga** oder direkten **Reverse-Transkriptase-Hemmern** und **Integrase-Hemmern**, sodass die Virustranskription verhindert wird. Zusätzlich werden **Proteaseinhibitoren** eingesetzt, die die neu synthetisierten Proteine aneinandergereiht als nutzlose Aminosäurekette daran hindert, einen neuen Viruspartikel zu modellieren.

Influenza-Virus

Das echte Grippe-Virus macht alle paar Jahre mit einem neuen hoch virulenten Genom auf sich aufmerksam. Wie alle RNA-Viren unterliegt es einer hohen Mutationsrate.

❯ Diese werden nach den veränderten Glykoproteinen der Zelloberfläche be-

nannt – Neuraminidase und Hämagglutinin. Hämagglutinin vermittelt die Virusadhäsion an der Wirtszelle, Neuraminidase ermöglicht die Freisetzung (Knospung) aus der Zelle (Infektionszyklus einer Zelle in).

Dadurch entstehen Abkürzungen wie H5N1 (Vogelgrippe), H1N1 (Schweinegrippe) etc.

Je nachdem welches Virusgenom gerade weit verbreitet ist, werden heute Impfstoffe für Risikogruppen (alte Menschen, Kinder, Schwangere, Immunsupprimierte, medizinisches Fachpersonal) angeboten. Diese verhindern nicht die Infektion oder die Erkrankung, schwächen die Intensität des Infekts aber stark ab. Problematisch ist dabei, jedes Jahr aufs Neue abzuschätzen, welche Erreger dominieren werden, damit die Impfung rechtzeitig produziert und noch vor der Grippewelle verabreicht werden kann.

Mittlerweile gibt es auch Virustatika, die bei Beginn der Symptomatik verabreicht werden können und ggf. den Verlauf der Erkrankung beeinflussen. Oseltamivir ist beispielsweise ein **Neuraminidasehemmer**, die neuen Viren können die Zelle nicht mehr verlassen und eine weitere Ausbreitung der Viren wird limitiert.

Fallstrick

Influenza ist das Virus der Familie der Orthomyxoviren, welches Pandemien wie im Ersten Weltkrieg auslösen kann, bei dem auch Menschen im mittleren Lebensalter, wenn man i.d.R. am widerstandsfähigsten ist, millionenfach verstorben sind. Influenza löst also die echte Grippe aus. Ein grippaler Infekt wird in der Regel von Corona-, Adeno- oder Enteroviren ausgelöst und verläuft bei immunkompetenten Menschen deutlich milder. Grippaler Infekt und Grippe sind zwei grundlegend verschiedene Krankheitsbilder.

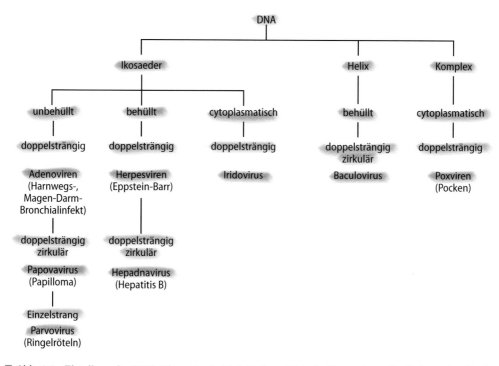

DNA

Ikosaeder · Helix · Komplex

unbehüllt · behüllt · cytoplasmatisch · behüllt · cytoplasmatisch

doppelsträngig · doppelsträngig · doppelsträngig · doppelsträngig zirkulär · doppelsträngig

Adenoviren (Harnwegs-, Magen-Darm- Bronchialinfekt) · Herpesviren (Eppstein-Barr) · Iridovirus · Baculovirus · Poxviren (Pocken)

doppelsträngig zirkulär · doppelsträngig zirkulär

Papovavirus (Papilloma) · Hepadnavirus (Hepatitis B)

Einzelstrang

Parvovirus (Ringelröteln)

Abb. 4.6 Einteilung der DNA-Viren. Es sind bei Weitem nicht alle Virenarten aufgegliedert, aber für den Menschen relevante Beispiele genannt, wenn möglich

4.2.2 DNA-Viren

Der Vorteil der DNA-Viren ist ihre höhere Widerstandsfähigkeit, der Grund, weswegen auch die Eukaryoten ihr Genom als DNA speichern. Die meisten DNA-Viren haben Doppelstränge, es gibt jedoch auch eine Gruppe, die Parvoviren, die eine einzelsträngige DNA haben. Das Virus ist – wie der Namen es schon verrät – sehr klein und neigt nicht dazu, anhaltende Infektionen auszulösen.

> DNA-Viren machen es sich zunutze, dass ihr Wirt DNA-Transkriptionen selbst durchführt, und bringen, mit einer Ausnahme, entsprechend keine eigenen Enzyme mit (☐ Abb. 4.6).

Ausnahme sind die Herpesviren, die eine assoziierte DNA-Polymerase tragen.

DNA-Viren durchlaufen einen achtstufigen Prozess von der Infektion der Zelle bis zur erneuten Freisetzung.

> Der Ablauf des zellulären Befalls ist für DNA- und RNA-Viren weitestgehend gleich: Schritte 1–3 und 5–8 (☐ Abb. 4.7). Nur in ihrer Transkription unterscheiden sie sich, denn dabei spielt der Aufbau des Genoms (Doppel- oder Einzelstrang, positiv, negativ, revers) eine entscheidende Rolle.

– Zuerst kommt es zur **Adsorption** des Erregers an der Wirtsmembran (1), mit der die Virushülle dann fusioniert (2).
– Trägt das Virus keine Hülle, erfolgt eine direkte Penetration der Membran.
– Das Genom wird aus seinem Capsid freigesetzt (3) und dann von der Wirtszellmaschinerie transkribiert (4). Dazu muss die DNA in den Nukleus einwandern.

4

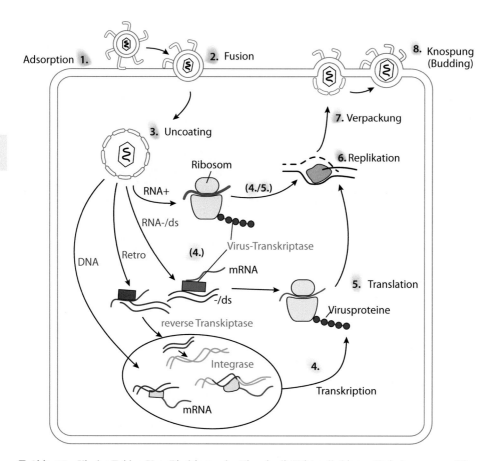

Adsorption **1.**   **2.** Fusion   **8.** Knospung (Budding)

3. Uncoating

7. Verpackung

Ribosom   **6.** Replikation

RNA+   (4./5.)

RNA-/ds

DNA   Retro   **(4.)**   Virus-Transkriptase

mRNA   **5.** Translation

-/ds   Virusproteine

reverse Transkiptase

Integrase   **4.**

mRNA   Transkription

◻ **Abb. 4.7**   Viraler Zyklus. Vom Eindringen des Virus in die Wirtszelle bis zur Freisetzung neuer Viren

❯ Etwas anders ist es für die RNA-Retroviren (HIV), die mit ihrer eigens mitgebrachten reversen Transkriptase, einer RNA-abhängigen DNA-Polymerase, ihr Genom in DNA umschreiben lassen.

— Danach erst kann die Transkription erfolgen.
— Die generierte virale mRNA wird normal translatiert, sodass die Proteine für Capsid, Hülle und etwaige Oberflächenproteine synthetisiert werden (5).
— Eine Replikation des RNA- oder DNA-Genoms folgt (6), bevor die Hülle der Viren an der Plasmalemm um die Virusgene zusammengesetzt wird (7).

❯ Zuletzt wird der fertige Viruspartikel freigesetzt, diesen letzten Schritt nennt man auch Knospung (8).

Hepatitis-B-Virus

Das Hepatitis-B-Virus (HBV) ist das einzige DNA-Virus der Hepatitiden und hat auffällige Übereinstimmungen mit den Retroviren. Es besitzt ebenfalls eine **reverse Transkriptase**, denn die zirkuläre DNA wird intranukleär erst einmal zu einer an beiden Enden geschlossenen linearen Doppelstrang-DNA umgelagert, um daraus Prä-RNA zu transkribieren. Diese muss durch die reverse Transkriptase umgesetzt werden, damit neue Virus-DNA gebildet werden kann. Die lineare Anordnung der Doppelstränge ist möglich, weil es eine Gap-Region (Lücke) auf einer Seite (+) der zirkulären DNA gibt, die eine Reaktionsabfolge auslösen kann. Der genaue Mechanismus ist aber bislang noch nicht entschlüsselt.

Aufgrund der hohen Chronifizierungsrate von HBV-Infektionen sind HBV-Impfungen heute Standard. Ist eine Grundimmunisierung mit dem Totimpfstoff erfolgreich gewesen (Antikörpertiter von >100 IE) und über Jahre mehr oder minder konstant, kann man von einem lebenslangen Schutz ausgehen. Der Unterschied zu den Grippe-Impfungen (auch inaktivierte Viruspartikel) besteht darin, dass die Oberflächenantigene N und H der Influenza ständig anders sequenziert sind. Dadurch können die Gedächtniszellen für den einen Erregertypus den nächsten schon wieder nicht erkennen.

> Das HBsAg (Hepatitis B surface antigen) unterliegt deutlich geringerer Variabilität.

Nichtdestotrotz gibt es Menschen, die trotz Impfung keinen Impfschutz gegen HBV aufbauen. Diese Patientengruppe nennt man bei niedrigen Titern nach der ersten Impfung „Low Responder". Bei fehlendem Titeranstieg nach der Grundimmunisierung spricht man von „Non-Respondern". Oft kann man jedoch mit weiteren Wiederholungsgaben oder Kombinationsimpfungen dem Großteil doch noch zu einer ausreichenden Immunisierung verhelfen.

Serviceteil

© Springer-Verlag GmbH Deutschland, ein Teil von Springer Nature 2021
F. Harmjanz, *Biochemie - Regulation, Blut, Krankheitserreger*,
https://doi.org/10.1007/978-3-662-60268-3

Weiterführende Literatur

Berg JM et al (2017) Stryer Biochemie, 8. Aufl. Springer Spektrum, Heidelberg

Caprio M, Infante M, Calanchini M et al (2017) Vitamin D: not just the bone. Evidence for beneficial pleiotropic extraskeletal effects. Eat Weight Disord 22:27–41

Neubauer D (2019) Wöhlers Entdeckung. Eine andere Einführung in die Biochemie. Springer Spektrum, Heidelberg

Pollard T et al (2016) Cell biology, 3. Aufl. Elsevier, München

Sadava et al (2006) Purves Biologie, 7. Aufl. Spektrum Wissenschaftsverlag, Elsevier, München

Sadava et al (2019) Purves Biologie, 10. Aufl. Springer Spektrum, Heidelberg

Windisch PY (2017) Survivalkit Biochemie. Elsevier, München

Stichwortverzeichnis

A

Acetylcholin 3, 10
ACTH (adrenocorticotropes Hormon) 28
ADH (antidiuretisches Hormon) 15, 24
Adrenalin 3, 48
Adrenocorticotropes Hormon (ACTH) 28
Adrenorezeptor 12
Aktivin 31, 50
ALA-Synthase (ALAS) 66
Albumin 102
Aldosteron 8, 42
Aldosteronsynthase 41, 42
Alpha-1-Adrenorezeptor 12, 50
Alpha-1-Antitrypsin 79, 95
Alpha-2-Adrenorezeptor 12, 48
Alpha-2-Antiplasmin 81
Alpha-2-Makroglobulin 79
Alpha-MSH 28
5-alpha-Reduktase 52
Alpha-Thalassämie 71
Aminolävulinsäure (ALA) 66
Androgen 8, 41
Androgen-bindendes Protein (ABP) 53
Androgen-Rezeptor 46
Androgensynthese 46
Androstendion 46, 51
Angiotensin 62
– II 42
Angiotensin-Converting-Enzym (ACE) 62
ANP (atriales natriuretisches Peptid) 6
Antidiuretisches Hormon (ADH) 15, 24
Antigenpräsentierende Zelle (APC) 81, 85
Antithrombin 96
– III 79
Apolipoprotein
– B48 102
– B100 103
– CII 103
– CIII 104
– D 104
– E 104
Aquaporin 2 25
Aromatase 51
AT1-Rezeptor 42, 63
AT2-Rezeptor 63
Atriales natriuretisches Peptid (ANP) 6, 61
autokrin 2

B

Bakteriophage 111
Beta-1-Adrenorezeptor 12, 48
Beta-2-Adrenorezeptor 12, 48
11-beta-Hydroxysteroid-Dehydrogenase 43
Beta-Lactamase 110
Beta-Lactam-Ring 109
Beta-Lipotropin 28
Beta-MSH 28
Beta-Thalassämie 71
Bid 85
Bilirubindiglucuronid 72
2,3-Bisphosphoglycerat 75
BNP (Brain natriuretic peptide) 6, 61
Bohr-Effekt 72
Bradykinin 60, 63
Burst, oxidativer 85
B-Zell-Rezeptor 88

C

Caeruloplasmin 95
Calcitonin 37
Calcitoninrezeptor (CTR) 39
Calcitriol 39
Calcium-sensitiver Rezeptor (CaSR) 39
Capsid 112
Carboanhydrase 72
Caspase 8 85
Catechol-O-Methyltransferase (COMT) 12
Cathepsin G 85
CD^{4+}-T-Zelle 87
CD^{8+}-Zelle 87
CD28/CD80 88
CGRP1 (Calcitonin gene-related peptide 1) 37
CGRP-Rezeptor 37
Cholecystokinin 60
Chylomikron 102
Clumping-Faktor 110
CNP (C-Typ natriuretisches Peptid) 61
COMT (Catechol-O-Methyltransferase) 12
Conn-Syndrom 43
Copeptin 24
Coproporphyrinogen III 68
Corticosteroid binding globulin (CBG) 44
Corticotropin-like intermediate peptide (CLIP) 28
Corticotropin-Releasing-Hormon (CRH) 22

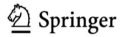
Springer

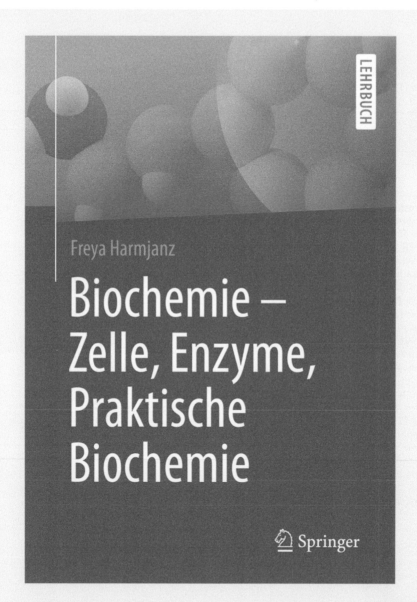

LEHRBUCH

Freya Harmjanz

Biochemie –
Zelle, Enzyme,
Praktische
Biochemie

Springer

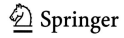
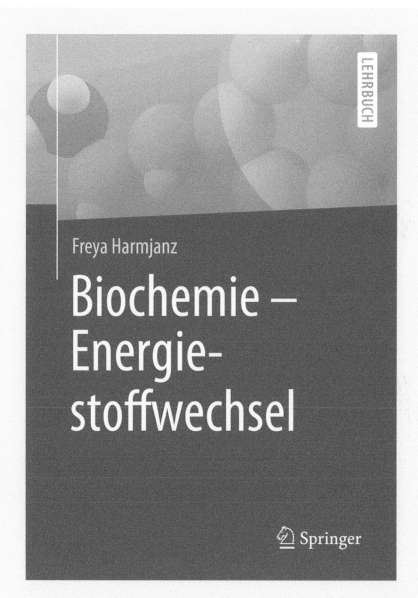

Printed in the United States
by Baker & Taylor Publisher Services